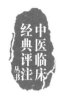

中医临床经典评注丛书

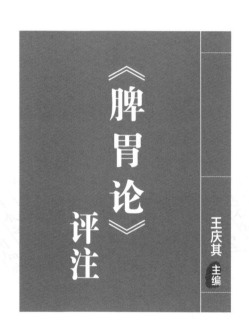

《脾胃论》评注

王庆其 主编

编 委 王少墨 马凤岐

人民卫生出版社
·北京·

版权所有，侵权必究！

图书在版编目（CIP）数据

《脾胃论》评注 / 王庆其主编 . —北京：人民卫生出版社，2022.11

（中医临床经典评注丛书）

ISBN 978-7-117-33823-3

Ⅰ.①脾… Ⅱ.①王… Ⅲ.①脾胃学说②《脾胃论》－研究 Ⅳ.①R256.3

中国版本图书馆 CIP 数据核字（2022）第 195340 号

人卫智网	www.ipmph.com	医学教育、学术、考试、健康、购书智慧智能综合服务平台
人卫官网	www.pmph.com	人卫官方资讯发布平台

中医临床经典评注丛书——《脾胃论》评注

Zhongyi Linchuang Jingdian Pingzhu Congshu

《Piweilun》Pingzhu

主　　编：王庆其

出版发行：人民卫生出版社（中继线 010-59780011）

地　　址：北京市朝阳区潘家园南里 19 号

邮　　编：100021

E - mail：pmph @ pmph.com

购书热线：010-59787592　010-59787584　010-65264830

印　　刷：北京汇林印务有限公司

经　　销：新华书店

开　　本：710×1000　1/16　印张：15　插页：2

字　　数：209 千字

版　　次：2022 年 11 月第 1 版

印　　次：2022 年 11 月第 1 次印刷

标准书号：ISBN 978-7-117-33823-3

定　　价：59.00 元

打击盗版举报电话：010-59787491　E-mail：WQ @ pmph.com

质量问题联系电话：010-59787234　E-mail：zhiliang @ pmph.com

数字融合服务电话：4001118166　E-mail：zengzhi @ pmph.com

主编简介

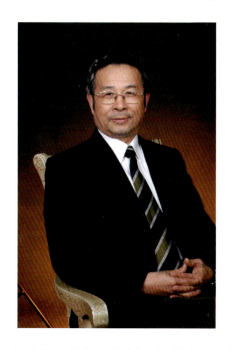

王庆其，上海中医药大学终身教授、教学名师、博士生导师、博士后合作导师、上海市名中医、国家中医药管理局名老中医药专家学术经验传承导师，国医大师裘沛然学术传承人，上海中医药大学《黄帝内经》国际研究院院长。主要研究方向：《黄帝内经》文化及临床应用研究；中医药治疗脾胃病临床研究。

从事中医内科（脾胃病等）临床工作50余年，从事黄帝内经教学研究40年，承担科技部"十五"攻关支课题及"十一五"支撑计划支课题等，获国家中医药管理局科技成果二等奖，上海中医药科技奖一等奖，上海市中医药学会科技著作奖，中国中医科学院第二届"岐黄中医药发展传承奖"传承人奖等。发表学术论文250余篇，主编（副主编）学术著作50余部。培养硕士、博士、博士后40人，学术传承人10余人。

前　言

李杲（1180—1251年），字明之，晚号东垣老人，宋金时真定（今河北省保定市）人。据《元史》记载："杲幼岁好医药，时易人张元素以医名燕赵间，杲捐千金从之学。"李杲学从张元素，得其心传且独有发挥，提出"内伤脾胃，百病由生"的学术观点，是中医"脾胃学说"的创始人，是我国医学史上著名的金元四大家之一，被称作"补土派"。其著述有《内外伤辨惑论》《脾胃论》《兰室秘藏》等。

李氏认为脾胃为元气之本，"夫元气、谷气、荣气、清气、卫气、生发诸阳上升之气，此六者，皆饮食入胃，谷气上行，胃气之异名，其实一也"。元气虽源于先天，又赖于后天水谷之气的补充，才能保持元气的不断充盛。认为胃气是元气之异名，其实一也。脾胃之气充盛，化生有源，则元气亦充盛；若脾胃之气衰，则元气随之亦衰。东垣脾胃论的核心理念是"脾胃内伤，百病由生"，此与《临证指南医案》"有胃气则生，无胃气则死"的观点异曲同工。脾胃属土居中，与其他四脏关系密切，不论何脏受邪或劳损，均可伤及脾胃。五脏之疾也都可以通过脾胃来调和濡养，所谓"调脾胃而安五脏"；脾胃之疾，也可以"调五脏而治脾胃"。充分体现五脏六腑是统一整体的理念。

东垣认为脾胃为人体气机升降之枢纽。精气的输布必赖于脾气之升，浊气的排出亦赖胃气之降。人身精气之转输升降，亦依赖于脾胃升降。若脾胃升降失常，必将出现诸多病证，"或下泄而久不能升，是有秋冬而无春夏，乃生长之用陷于殒杀之气，而百病皆起，或久升而不降，亦病焉"。内伤病变的根本机制在于脾胃升降失常。治疗方面李杲提出补脾胃、升清阳、泻阴火、调整升降失常作为治疗大法。代表名方是补中益气汤，其中益气升阳为立方之主，泻火为佐，适用于以气虚清阳不升之证；若阴火炽盛宜"少加黄柏以救肾水，能泻阴中之伏火，如烦犹不止，少加生地黄补肾水，水旺而心火自降"。

东垣对脾胃一系列的见解形成了独树一帜的"补土派"理论，对后世中医学术发展产生了深远影响。《四库全书·总目提要》说："医家之门户分于金元。"李杲身处金元时期，为易水学派的中流砥柱，在医学"新学肇兴"之际，创立脾胃学说，阐发内伤热中证，发展了内伤病的病机学说，丰富充实了辨证论治体系内容，深刻影响了后世的朱丹溪、薛己、张景岳、叶天士等，在医学史上不失为一个重要的里程碑。及至今天，李氏的学术思想和临床经验，对当代中医学术的发展和临床疗效的提高，仍然具有良好的指导作用。

人民卫生出版社遵循国家倡导的"传承创新发展中医药是新时代中国特色社会主义事业的重要内容，是中华民族伟大复兴的大事"，努力挖掘和传承中医药宝库中的精华精髓。对中医药系列古籍进行系统的整理研究，秉承"中医特色，时代气息"的精神，组织中医药学人展开了这项具有深远意义的"传承创新发展"工程，善莫大焉。

本人长期以来主要从事《黄帝内经》的教学研究及中医药治疗脾胃病的临床工作，潜心将中医学经典与临床实践紧密结合，"用经典激活临床，从临床拓展经典"。李杲的《脾胃论》可以认为是经典与临床、继承与创新相结合的典范。李氏以《黄帝内经》为学术渊源，结合其治疗脾胃病实践经验，对经典理论做了深入的阐发，并有诸多独到的见解，从而推动了中医学术的发展。当今医学界有一个共识，即认为"中医的出路在临床，中医的发展在疗效"，此话似乎没有错，但仔细体味，如果没有理论的突破与创新，临床疗效的突破是困难的；另一方面，临床实践的经验需要回归到理论的升华，从而推动中医学术的进步。两者不可或缺。我们学习研究李氏《脾胃论》也必须遵循上述原则，即运用东垣的学术思想指导临床，同时通过现代临床实践经验积累，拓展李氏学说，这是当代中医学人的职责。有鉴于此，我们怀着"传承精华，守正创新"的理念，在认真学习《脾胃论》的基础上，加以评注。希望将我们的一得之见与广大同仁交流，并冀高明者正之。

王庆其
辛丑年于上海中医药大学

评注说明

1. 本书以 2005 年人民卫生出版社出版之《脾胃论》为底本，以清《钦定四库全书》所辑江苏巡抚采进本为主校本进行校注。

2. 在校注中，明显错字、异体字均径直改正，不出校注。原文中的繁体字，均易为现在通行的简体字。对于较难理解的字、词或错简之处，均在原文下给予注解。

3. 审核全书标点，对明显错谬处予以径改。

4.《脾胃论》系金元时期的著作，基本沿袭宋代的度量衡制，采用两、钱、分、厘、毫之目，即十毫为一厘，十厘为一分，十分为一钱，十钱为一两，以十累计，积十六两为一斤。可以参照宋代 1 两折合米制 37.3g，1 盏折合 200ml，1 升约折合 664.1ml，折算方剂用量。至于现在临床用药的剂量，则应随病情、体质及地区的差异而定，不必拘泥。

5. 稿中所引证的医案，如属笔者尚未正式发表的医案不注明出处，如系笔者已出版或引用他人的医案皆注明出处。

目 录

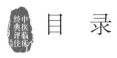

序　1

卷上　2

　　脾胃虚实传变论　2
　　脏气法时升降浮沉补泻之图　29
　　脾胃胜衰论　32
　　　　补脾胃泻阴火升阳汤　64
　　肺之脾胃虚论　67
　　　　升阳益胃汤　67
　　君臣佐使法　69
　　分经随病制方　73
　　　　通气防风汤　73
　　　　羌活胜湿汤　74
　　用药宜禁论　76
　　《内经》仲景所说脾胃　83

卷中　95

气运衰旺图说　95
饮食劳倦所伤始为热中论　99
　补中益气汤　101
脾胃虚弱随时为病随病制方　107
　黄芪人参汤　107
　除风湿羌活汤　115
　调中益气汤　116
长夏湿热胃困尤甚用清暑益气汤论　120
　清暑益气汤　121
随时加减用药法　125
肠澼下血论　128
　凉血地黄汤　129
　升阳除湿防风汤　129
脾胃虚不可妄用吐药论　133
安养心神调治脾胃论　136
凡治病当问其所便　138
胃气下溜五脏气皆乱其为病互相出见论　140
阴病治阳阳病治阴　146
三焦元气衰旺　149

卷下　151

大肠小肠五脏皆属于胃胃虚则俱病论　151
脾胃虚则九窍不通论　153

胃虚脏腑经络皆无所受气而俱病论　156
胃虚元气不足诸病所生论　160
忽肥忽瘦论　161
天地阴阳生杀之理在升降浮沉之间论　162
阴阳寿夭论　164
五脏之气交变论　167
阴阳升降论　170
调理脾胃治验治法用药若不明升降浮沉差互反损论　173
　　清神益气汤　174
　　半夏白术天麻汤　177
　　人参芍药汤　179
　　麻黄人参芍药汤　180
　　升阳散火汤　182
　　安胃汤　184
　　清胃散　184
　　清阳汤　184
　　胃风汤　185
阳明病湿胜自汗论　186
　　调卫汤　186
湿热成痿肺金受邪论　190
　　清燥汤　190
　　助阳和血补气汤　192
　　升阳汤　193
　　升阳除湿汤　193
　　益胃汤　195
　　生姜和中汤　195
　　强胃汤　195

温胃汤　　196
和中丸　　196
藿香安胃散　　196
异功散　　196

饮食伤脾论　　197
　五苓散　　197
论饮酒过伤　　199
　葛花解酲汤　　199
　枳术丸　　200
　橘皮枳术丸　　200
　半夏枳术丸　　201
　木香干姜枳术丸　　201
　木香人参生姜枳术丸　　201
　和中丸　　201
　交泰丸　　203
　三棱消积丸　　203
　备急丸　　204
　神保丸　　204
　雄黄圣饼子　　204
　蠲饮枳实丸　　204
　感应丸　　205
　神应丸　　205
　白术安胃散　　208
　圣饼子　　209
　当归和血散　　209
　诃梨勒丸　　209

脾胃损在调饮食适寒温　210
　胃风汤　211
　三黄丸　212
　白术散　212
　加减平胃散　212
　散滞气汤　213
　通幽汤　213
　润肠丸　213
　导气除燥汤　214
　丁香茱萸汤　214
　草豆蔻丸　216
　神圣复气汤　216
脾胃将理法　218
摄养　220
远欲　221
省言箴　223

后序　224

序

天之邪气，感则害人五脏，八风之邪，中人之高者也；水谷之寒热，感则害人六腑，谓水谷入胃，其精气上注于肺，浊溜于肠胃，饮食不节而病者也；地之湿气，感则害人皮肤筋脉，必从足始者也。《内经》说百病皆由上中下三者，及论形气两虚，即不及天地之邪，乃知脾胃不足，为百病之始，有余不足，世医不能辨之者，盖已久矣。往者，遭壬辰之变[1]，五六十日之间，为饮食劳倦所伤而殁者，将百万人[2]，皆谓由伤寒而殁，后见明之[3]辨内外伤及饮食劳倦伤一论，而后知世医之误。学术不明，误人乃如此，可不大哀耶！明之既著论矣，且惧俗蔽不可以猝悟也，故又著《脾胃论》叮咛之。上发二书之微，下祛千载之惑，此书果行，壬辰药祸[4]，当无从而作。仁人之言，其意博哉。

己酉七月望日遗山元好问序

【注解】

[1] 壬辰之变：壬辰指1232年。此年蒙古大军攻打金朝首都汴京，战争结束后汴京内发生瘟疫。

[2] 五六十日之间……将百万人：《金史·哀宗本纪》载："汴京大疫，凡五十日，诸门出死者九十余万人。"

[3] 明之：李杲之字。

[4] 药祸：指错误用药产生的危害。

卷　上

脾胃虚实传变论

【原文】

《五脏别论》云："胃、大肠、小肠、三焦、膀胱，此五者，天气[1]之所生也，其气象天[2]，故泻而不藏，此五脏浊气[3]，名曰传化之府[4]，此不能久留，输泻者也。""所谓五脏者，藏精气而不泻也，故满而不能实[5]。六腑者，传化物而不藏，故实而不能满[6]。所以然者，水谷入口，则胃实而肠虚；食下，则肠实而胃虚。故曰实而不满、满而不实也。"

【注解】

[1]天气：此指天的自然规律。天与地比，天属阳，地属阴。故云六腑属阳。

[2]其气象天：六腑主传导消化谷物，如天幕中日月星辰之运行，川流不息。

[3]五脏浊气：指五脏代谢过程中产生的废物。

[4]传化之府：传导、消化谷物的场所。

[5]满而不能实：五脏所贮藏的精气宜满，但不能呆实。满属生理，实为病理。

[6]实而不能满：水谷充实于六腑，但不可滞满。实属生理，满为病理。

【评议】

一、五脏功能特点为藏精气而不泻，满而不能实

"满而不能实"，指五脏精气宜盈满，但不能壅实不行，才能灌注营养全身组织器官。"满"指精气盈满；"实"指精气壅实、呆实。

从临床实践看，五脏藏精气，五脏病变多表现为精气不足，属于虚证，应该采用补法，但不可以用纯补、壅补、蛮补的方法，应该补中寓通，静中有动，避免脏气壅实不行。如补脾时应配以和胃消导之品，党参、黄芪、白术、茯苓、甘草常常与枳壳、砂仁、木香、焦山楂、陈皮合用；养心时宜佐以和血活血之品，黄芪、党参、熟地、柏子仁常常与丹参、当归、川芎、红花同用；补肺时应伍以宣肃利气之品，黄芪、党参、沙参、麦冬常常与旋覆花、杏仁、枳壳、厚朴合用。古方一贯煎组方中，运用熟地、沙参、枸杞子、麦冬等大队养阴药中伍以川楝子，充分体现了静中有动的配伍原则，其根本宗旨是避免脏气壅实不行。

二、六腑功能特点为传化物而不藏，实而不能满

"实而不能满"指六腑水谷与糟粕宜暂时充实，但不能滞满不行。"实"指水谷与糟粕暂时充实；"满"指水谷与糟粕滞满不行。六腑的功能是传导化物，其整个生理过程是一实一虚，一虚一实，虚实相间的动态传导过程。故临床治疗六腑病变，是维护保持其虚实相间的动态传导过程，后世临床有"六腑以通为用"的说法。《素问·刺禁论》有"胃为之市"之说。胃为水谷之海，主受纳、腐熟、消化食物，犹如市场之消息营运不休。《素问·灵兰秘典论》云："脾胃者，仓廪之官，五味出焉。"胃既为"市"，就必须保持市场营运的每个环节通调，才能生生不息。《临证指南医案》云"胃司纳食，主乎通降""胃宜降则和"，王孟英亦云"胃以通降为用"等。

大凡胃之病理，无非通降失调而已，胃不通则气不运，或胀、或痛、或痞、或满，诸症蜂起；胃不降则胃气逆，或呕、或吐、或哕、或噫，诸症丛生。历来治胃病者，方法虽多，总以通降胃气为不二法门。胃寒者，温而通之；胃热者，清而通之；胃燥者，润而通之；胃湿者，燥而通之；胃气虚者，补而通之；气滞者，调气而通之；气逆者，降逆而通之；气陷者，补气升陷兼以通降之，不一而足。董建华先生创治疗胃病"通降十法"：即理气通降法、化瘀通络法、通腑泄热法、降胃导滞法、滋阴通降法、辛甘通阳法、升清降浊法、辛开苦降法、平肝降逆法、散寒通阳法，值得我们借鉴。

【医案选录】

李某，女，50岁。患者过去有胃病史，时轻时重，从未介意，及至更年期，心情大变，主诉除潮热汗出，心烦不安，睡眠不佳外，近1年来烧心难过，或胀气嗳气，或吞酸胸痛，波及咽喉部。开始以为心绞痛，多次做心电图检查，除有一次发现阵发性心动过速外，均未见异常。用西药后开始有效，继则不能控制症状，做胃镜检查示"胃食管反流病，伴黏膜糜烂"。来诊时舌苔薄黄腻，脉细数。此气机升降失调，治宜降逆和胃制酸，用半夏泻心汤加减。制半夏12g，黄连4.5g，黄芩12g，党参12g，炒白术12g，炮姜4.5g，甘草4.5g，竹茹6g，旋覆花9g（包），煅瓦楞30g，炙乌贼骨30g，枳壳12g，木香9g，青陈皮各9g，延胡索12g，蒲公英30g，苏梗12g。此方加减1个月后，上述症状缓解，但潮热汗出，心烦依然。上方加知母12g，生龙牡各30g。在加减过程中，痛剧加五灵脂12g，制香附12g；胀甚加香橼皮12g，大腹皮12g；嗳气加重用代赭石30g；便秘加制大黄9g，麻仁30g，等等。前后治疗半年余，潮热汗出减，烧心、吞酸、嗳气、胀气均基本消失，未再大发。

按语：脾胃居中焦，为气机升降之枢纽，大抵治脾胃病总以调节阴阳升降为大法，仲景创五个泻心汤治痞证，尤其是半夏泻心汤为辛开苦降法之代表方剂，临床用其调治各种胃病，收效甚佳。（王庆其.黄帝内经临证发微.北京：人民卫生出版社，2019.）

【原文】

《阴阳应象大论》云："谷气[1]通于脾，六经[2]为川，肠胃为海，九窍[3]为水注之气。"九窍者，五脏主之[4]，五脏皆得胃气，乃能通利。《通评虚实论》云："头痛、耳鸣、九窍不利，肠胃之所生也。"胃气[5]一虚，耳目口鼻俱为之病。

【注解】

[1] 谷气：两山之间称谷。谷气，张志聪注："山谷之通气也。"

[2] 六经：指人体之太阳、阳明、少阳、太阴、少阴、厥阴六经。

[3] 九窍：指两耳、双目、口、鼻、舌、前阴、后阴，合为九窍。

[4] 九窍者，五脏主之：肝主目，心主舌，脾主口，肺主鼻，肾主耳及前后二阴。

[5] 胃气：指胃所化生的水谷精气。

【评议】

胃气一虚，耳目口鼻俱为之病

人体五脏六腑、五官九窍等组织全赖脾胃所化生的水谷精气滋养才能维护其生理功能，"胃气一虚，耳目口鼻俱为之病"，所以《素问·通评虚实论》有"头痛、耳鸣、九窍不利，肠胃之所生也"的记载。突出强调"胃气"的重要性。对此我们深有体会。临床治疗疾病切忌"头痛医头""耳鸣治耳"，关键在于辨证得法。

曾治一因颈椎病引起的头痛耳鸣患者，用活血化瘀、平肝潜阳的方法无明显效果，后经过辨证由于患者长期劳作，脾胃气虚，改用补脾胃、益中气、升清阳的方法，调理而愈。

实践告诉我们临床治病无论何种疾病，在治疗过程中始终不能忘记和忽视胃气之存亡，所谓"有胃气则生，无胃气则亡"。即五脏的各种病变，错综复杂或者出现虚象，应该不要忘记从调理脾胃作为治疗的关注点，往往可以获得出奇制胜的疗效。例如，恶性肿瘤治疗过程中出现虚实夹杂的情况时，治疗束手无策，不妨从调理脾胃着手。所谓阴阳俱虚者，从中也。留得一分胃气，便有一分生机。如果决意攻瘤，恐怕瘤未去而人已亡。

曾经治疗一例胃恶性肿瘤患者，因为已经肝转移而失去手术机会，辨证显示本虚（阴阳俱虚）标实（痰瘀积聚），治疗颇为棘手。我从扶助胃气入手，用黄芪、人参、白术、茯苓、甘草、炒谷麦芽、山药、焦楂曲、大枣、枳壳等药物加减治疗2月左右，食欲渐增，正气来复，精神逐步改善，家属很高兴。在此基础上逐渐增加化痰、祛瘀之品，标本兼顾。

【医案选录】

朱某，女，70岁。2004年12月28日初诊。2004年12月做胃癌切除术，目前食欲尚可，大便不爽，睡眠安，略有乏力，舌苔薄白腻。BP：140/80mmHg。治拟益气健脾，散结消瘀，润肠通便。处方：党参15g，炒白术12g，茯苓15g，甘草4.5g，白花蛇舌草30g，半枝莲30g，野葡萄藤30g，莪术18g，苏梗12g，薏苡仁30g，火麻仁30g，枳壳实各12g，砂仁（后下）3g，制半夏12g，青陈皮各9g。14剂。

二诊（2005年1月11日）：服药后上述症状好转，中上腹时有不适，痞闷不舒，隐隐作痛，舌苔薄白腻。健脾理气止痛，化瘀散结。处方：炒白术12g，木茴香各9g，制半夏12g，苏梗12g，青陈皮各9g，枳壳实各12g，麻仁30g，黄芩12g，莪棱术各15g，白花蛇舌草30g，藤梨根30g，制香附12g，炙鸡内金12g，佛手9g。14剂。

三诊（2005年1月25日）：上述症状基本消失，再拟消补兼施。处方：党参12g，炒白术12g，木茴香各9g，沉香1.5g，荜澄茄9g，乌药9g，制香附12g，茯苓神各15g，柏子仁15g，麻仁30g，枳壳实各12g，莪棱术各20g，白花蛇舌草30g，藤梨根30g，炙鸡内金12g，甘草4.5g。

患者坚持服药1年余，证情稳定。

十二诊（2006年4月13日）：觉胃中有冷气，食欲尚可，肠鸣，大便正常，舌苔薄腻，脉细。治拟健脾温阳，散结消瘀。炒白术12g，藿苏梗各12g，荜茇12g，制香附12g，木茴香各9g，制半夏12g，黄芪30g，薏苡仁30g，白花蛇舌草30g，桂枝9g，青陈皮各9g，党参15g，炮姜6g。14剂。

十三诊（2006年4月27日）：证情稳定，苔薄，脉细。继拟上方化裁调理。

按语：中医认为饮食内伤、情志抑郁及感受邪毒而致胃脘食积气滞、痰凝血瘀而成此病证。而对于积聚病证的治疗，《景岳全书·积聚》云："治积之要，在知攻补之宜，而攻补之宜，当于孰缓孰急中辨之。凡积聚未久而元气未损者，治不宜缓，盖缓之则养其势，反以难制，此所急在积，速攻可也。若积聚渐久，元气日虚，此而攻之，则积气本远，攻不易及，胃气切近，先受其伤，愈攻愈虚。"该患者初诊之时，虽刚行胃癌切除术，正气受损，但是神气尚好，胃纳正常，故而此时可消补兼施，既以参术之属扶正，又予莪术、白花蛇舌草等化瘀消积，又因其大便不畅对证加入麻仁、砂仁之属，符合《黄帝内经》"间者并行"之旨。（王庆其.杏林散叶——王庆其医话医案集.北京：人民卫生出版社，2011.）

【原文】

《经脉别论》云："食气[1]入胃，散精于肝，淫气[2]于筋。食气入胃，浊气[3]归心，淫精于脉；脉气流经，经气归于肺；肺朝百脉[4]，输精于皮毛；毛脉合精，行气于腑[5]；腑精神明[6]，留于四脏，气归于权衡[7]，权衡以平，气口成寸[8]，以决死生。饮入于胃，游溢[9]精气，上输于脾，脾气散精，上归于肺，通调水道，下输膀胱，水精四布，五经[10]并行，合于四时五脏阴阳[11]，揆度[12]以为常也。"

【注解】

[1]食气：指谷食。

[2]淫气：弥散输布的意思。

[3]浊气：此指由水谷所化生的精微之气。

[4]肺朝百脉：朝，朝会、会合之意。肺主气，为十二经之首，周身经脉皆朝会于肺，气血运行于诸经，皆赖肺气之推动，故云。

[5]毛脉合精，行气于腑：指皮毛与经脉中的精气会合后，又还流归入脉中。腑，当作"府"。王冰注："府，谓气之所聚之处也。"

[6]神明：阴阳不测谓之神，事物昭著谓之明。神明，言气血交换的内在运行机制。

［7］权衡：权，秤锤；衡，秤杆。此作平衡解。

［8］气口成寸：气口，又称脉口、寸口，指手掌后腕部手太阴肺经的部位，中医作为切脉诊病的部位。

［9］游溢：布散之意。

［10］五经：指五脏经脉。

［11］四时五脏阴阳：根据"人与天地相应"的观点，自然界中四时阴阳的消长变化与人体五脏阴阳的变化是相通应的，构成人与自然的协调统一。

［12］揆度：测度。

【评议】

一、谷食入胃后其精气输布运行的过程

谷食精气的输布过程中两个环节最重要：一是"食气入胃，浊气归心，淫精于脉"，即脾胃所化生的水谷精气通过"心主身之血脉"输送到全身脏腑组织中去；二是"肺朝百脉"的功能，肺主气为十二经脉之首，周身经脉皆朝会于肺，气血运行于诸经，皆赖肺气之推动。《灵枢·决气》说："上焦开发，宣五谷味，熏肤，充身，泽毛，若雾露之溉，是谓气。"是指肺主气的宣发作用，能把水谷精气敷布到全身。关于"毛脉合精"的理解，肺主皮毛、又主一身之气，心主身之血脉。"毛脉合精"，实际就是气血相合，循行于全身。此说明了心与肺，主宰气与血，在人体生理活动中的重要作用。

西医学中的心脏是循环系统的动力器官，它以其节律性的收缩和舒张活动及瓣膜的导向作用，推动血液按一定方向流动，从而保证生命活动的需要；肺的通气功能是指肺与外界之间的气体交换过程。人体的呼吸功能是由呼吸系统与血液系统共同完成的。心脏推动血液在血管中不断流动，使肺部吸入的氧气扩散进入静脉血，同时静脉血中的二氧化碳扩散进入肺泡并呼出体外，使静脉血变成动脉血；来自肺部的动脉血经左心推动流至全身组织，使组织毛细血管中的氧气扩散进入组织细胞，同时组织细胞产生的二氧化碳扩散进入血液。在两个系统密切协调配合下，最终实现外界空气与组织细胞之间的气体交换

过程。笔者认为这一段话可以作为对《黄帝内经》"毛脉合精,行气于府"的良好诠释。金元医家张子和曾经提出,一部《黄帝内经》唯"气血"两字而已。而气血的生化唯脾胃而已。

二、"通调水道"和"脾气散精"的临床运用

水饮入胃后输布运行的过程,离不开脾、胃、肺、膀胱等脏腑。其中肺的"通调水道"和"脾气散精"两者最为重要。后世的"肺为水之上源"说,应该肇源于肺主"通调水道"说。临床治疗水肿病运用"提壶揭盖法"旨在宣发水气,如《金匮要略》用越婢加术汤治疗风水,就是对这一理论的具体运用。我曾经运用麻黄连翘赤小豆汤为主加入凉血祛风之品治疗紫癜性肾炎,表现为浮肿、紫癜、血尿等,取得很好疗效,不仅症状消失,而且实验室指标均恢复正常,经随访数年未复发。即是对肺主"通调水道"的实际运用。

所谓"脾气散精"是指脾有输送运化精气的功能。现代人不能节制饮食,营养过剩,脾气不能散精,形成肥胖症、高脂血症、糖尿病、痛风等疾病,治疗应该从调理脾胃着手。根据辨证与辨病相结合,或健脾以化湿,或补气以利脾,或芳香以辟浊,或健脾活血以行瘀,实践证明"从脾论治"这些代谢性疾病,能够收到良好效果。

笔者体会,根据流行病学研究表明,肥胖与2型糖尿病常合并存在,肥胖者常表现为胰岛素抵抗、高胰岛素血症、糖耐量减退。中医辨证属于痰湿型体质的糖尿病患者,病机属于"脾不能散精",可以采用健脾化痰行瘀的方法治疗,可以帮助控制血糖,防止或改善糖尿病的并发症。

【医案选录】

阮某,男,48岁。素体肥胖,体重指数在28左右,平素身体尚好,偶有血压偏高,用药后即缓解,未能坚持服药,近单位体检发现,胆固醇7.8mmol/L,甘油三酯2.1mmol/L,空腹血糖8.1mmol/L。家族中其母有糖尿病史,因长期服用西药降糖药,后并发糖尿病肾病,导致慢性肾衰竭。故患者情绪较紧张,尤其害怕西药的副作用。遂来请中医诊治,诊其体型肥胖,舌体胖苔薄,舌边有齿痕,血压基本正常,

脉濡滑，目前基本无明显自觉症状。辨证属痰湿之体，治拟健脾化浊，淡渗利湿。

处方：苍术15g，米仁30g，半夏12g，茯苓15g，藿佩兰各15g，砂蔻仁各4.5g（包煎），通草3g，滑石30g，陈皮6g，竹茹6g，枳实9g，车前子30g（包煎），泽泻12g。此方加减中曾用黄连、连翘、汉防己、茵陈、葛根等，治疗1个月后复查空腹血糖6.8mmol/L，胆固醇6.4mmol/L，甘油三酯1.8mmol/L，还是无自觉症状，舌腻明显改善。继进1个月后，再次复查空腹血糖、餐后血糖均正常范围，胆固醇6.5mmol/L，甘油三酯1.6mmol/L。嘱注意饮食控制，适当运动，遂停药。

按语：此患者乃痰湿之体，脾恶湿，湿困脾胃，脾不能散精，精化为湿浊，病情迁延，脾损及肾。治疗当以健脾化湿，先控制血糖，此为崇土胜湿之法。经验证明，只要守法以治，临床症情逐渐改善，化验指标也逐步好转。（王庆其.杏林散墨：王庆其医论医案集.北京：中国中医药出版社，2016.）

【原文】

又云[1]："阴之所生，本在五味，阴之五宫[2]，伤在五味。"至于五味，口嗜[3]而欲食之，必自裁制[4]，勿使过焉，过则伤其正也。"谨和五味，骨正筋柔，气血以流，腠理以密。如是则骨气以精，谨道[5]如法，长有天命[6]。"《平人气象论》云："人以水谷为本，故人绝水谷则死，脉无胃气亦死。"所谓无胃气者，非肝不弦[7]，肾不石[8]也。

【注解】

[1]又云：以下原文出自《素问·生气通天论》。

[2]五宫：五脏。

[3]口嗜：对饮食的嗜好。有嗜甜，有嗜咸，有嗜酸，有嗜辣，各不一样。

[4]裁制：节制。

[5]道：养生之道。

[6]天命：自然赋予人类的寿命。

[7]肝不弦：弦为肝脉，肝气旺于春，春季不显弦脉，叫肝不弦。

[8]肾不石：由于《素问·平人气象论》中有"所谓脉不得胃气者，肝不弦、肾不石也"之句，李东垣点评时加一"非"字，是说真脏脉并不表现为肝不弦、肾不石，而是缺乏从容和缓的征象。

【评议】

一、饮食养生的原则是"谨和五味"

本节提出"阴之所生，本在五味，阴之五宫，伤在五味"。说明了饮食五味是生命存在之本，但饮食太过可以伤及五脏。在这一基础上进一步指出饮食必须"谨和五味"。所谓"谨和五味"，就是营养均衡的意思。

现代生活中常见的不良饮食习惯有饮食过量、不吃早饭、偏食挑食、爱吃零食、不吃水果、烟酒无度、口味太重、食无规律等，都是造成营养失去均衡，进而导致高血压、心脑血管疾病、糖尿病、痛风、高脂血症等疾病的主要原因。要做到营养均衡，必须荤素搭配，多吃蔬菜水果，粗粮细粮都吃，多吃含维生素、纤维素食物，戒烟限酒等。

二、人以胃气为本

"人以水谷为本，故人绝水谷则死"，与"脉无胃气"医理相同，表示预后差或者"死"。《黄帝内经》始终强调胃气之存亡，关乎生命之存亡。临床实践证明，大凡重危病证，只要胃气尚存，病情可能尚有转机，否则恐回天乏术。同时提示我们在治疗过程中要时时顾护胃气，不可浪用峻烈之品损伤胃气。至于无胃气的脉象，所谓"肝不弦、肾不石"，各家解释颇有出入。笔者认为，所谓有胃气的脉象应该是从容和缓、往来流利、不疾不徐、强弱均匀、有规律的脉动现象，并与四季的阴阳消长变化有关，《素问·脉要精微论》说"四变之动，脉与之上下"即是。判断患者是否有胃气，应该从患者的精神状态、气色、食欲、脉搏等综合情况来判断，方不致误。

【原文】

历观诸篇而参考之,则元气之充足,皆由脾胃之气无所伤,而后能滋养元气[1]。若胃气之本弱,饮食自倍[2],则脾胃之气既伤,而元气亦不能充,而诸病之所由生也。《内经》之旨[3]皎[4]如日星,犹恐后人有所未达,故《灵枢经》中复申其说。经云:水谷入口,其味有五,各注其海,津液各走其道。胃者,水谷之海,其输上在气街[5],下至三里[6]。水谷之海有余则腹满;水谷之海不足则饥不受谷食。人之所受气者谷也,谷之所注者胃也,胃者水谷气血之海也。海之所行云气者天下也,胃之所出气血者经隧[7]也。经隧者,五脏六腑之大络也。

【注解】

[1]元气:元气又叫真气,包括宗气、营气和卫气。

[2]饮食自倍:见《素问·痹论》,饮食过量的意思。

[3]旨:深远意义。

[4]皎:明亮。

[5]气街:即气冲穴,在鼠蹊上一寸。

[6]三里:即足三里穴,在膝下外侧三寸处。

[7]经隧:即经脉。

【评议】

脾胃为元气化源之本

李杲遍览《素问》中的《五脏别论》《阴阳应象大论》《经脉别论》《平人气象论》等篇,阐发了人身元气充足,皆因脾胃无损,经胃纳脾运,变化精微,输送脏腑经络以滋养元气之要义。说明脾胃为元气之本,元气为健康之本,脾胃虚则元气衰,元气衰则诸病所由生,是脾胃内伤学说的基本论点。

清代医家徐大椿《医学源流论》专立"元气存亡论",阐述颇为深刻。他指出,保护元气为"医家第一活人要义",在疾病情况下,"若元气不伤,虽病甚不死;元气或伤,虽病轻亦死","诊病决死生者,不视病之轻重,而视元气之存亡,则百不失一矣"。徐氏继承和发展了张介宾的命门学说，认为元气源于先天，根于命门。李杲突出脾胃在生化元气中的重要作用，认为脾胃为元气之本，"脾胃之气既伤，而元气亦不能充，而诸病之所由生也"。严格地说元气应该根于命门，生化于脾胃，附于气血，布于脏腑。在疾病及治疗过程中，保护人体之元气的确应该是"医家第一活人要义"。

【医案选录】

侯某，女，64岁。2003年12月20日初诊。2002年12月直肠癌术后，继以化疗，目前胃脘偶有胀气，食欲尚可，时有乏力，纳可便调，舌苔腻。BP：120/88mmHg。治拟益气健脾，散结消瘀。处方：炒白术12g，制半夏12g，苏梗12g，制香附12g，女贞子30g，薏苡仁30g，蛇六谷30g，白花蛇舌草30g，黄芪30g，佛手9g，炒当归12g，怀牛膝15g，茯苓15g，莪术12g，焦楂曲各12g。14剂。

二诊（2004年1月5日）证情稳定，近日大便不爽，纳好，口唇生疮，舌腻转好，苔薄，脉细。治拟益气健脾，活血散结，佐以清心泻火。黄芪30g，党参15g，炒白术12g，薏苡仁30g，女贞子30g，蛇六谷30g，白花蛇舌草30g，当归12g，丹参15g，炒枳壳12g，焦楂曲各12g，野葡萄藤30g，黄连4.5g，甘草4.5g。14剂。

三诊（2004年1月20日）服药后大便转至正常，纳好，唯下肢乏力，不任久行。BP：140/80mmHg。舌苔薄，脉细。治拟上方化裁。处方：上方去焦楂曲、川黄连，加怀牛膝15g、肉苁蓉15g。14剂。

四诊（2004年6月6日）：证情稳定，少头晕，苔厚腻，脉细。治拟健脾益气，消瘀散结，滋阴潜阳。处方：黄芪30g，党参15g，炒白术12g，薏苡仁30g，甘草4.5g，女贞子30g，白花蛇舌草30g，蛇六谷30g，野葡萄藤30g，天麻12g，夏枯草12g，茯苓15g，炒枳壳12g，焦楂曲各12g。

于2005年底复查肠镜，手术切口愈合良好，无炎症，患者亦无其他不适，上方调理至今，患者无其他不适。

按语：直肠癌在中医学中多属"肠覃""肠癖"等范畴。其病因多由于正气亏虚，加上饮食不节、恣食肥甘燥热或不洁之物，导致脏腑失和，脾不健运，湿热蕴毒下迫大肠、热伤肠络，毒邪成痈而致癌瘤。《灵枢·五变》云："人之善病肠中积聚者……皮肤薄而不泽，肉不坚而淖泽，如此，则肠胃恶，恶则邪气留止，积聚乃伤。"《灵枢·水胀》谓："肠覃何如……寒气客于肠外，与卫气相搏，气不得荣，因有所系，癖而内著，恶气乃起，息肉乃生。"积聚类疾病的治疗，关键在于把攻、补两大治法同其病程初中末三期有机地结合起来，根据病患的病情、体质、年龄等因素，具体施治。正如李中梓所说："屡攻屡补，以平为期。"（王庆其.杏林散叶——王庆其医话医案集.北京：人民卫生出版社，2011.）

【原文】

又云："五谷入于胃也，其糟粕、津液、宗气[1]，分为三隧。故宗气积于胸中，出于喉咙，以贯心肺而行呼吸焉。荣气[2]者，泌其津液。注之于脉，化而为血，以荣四末[3]，内主五脏六腑，以应刻数[4]焉。卫[5]者，出其悍气[6]之慓疾[7]，而行于四末、分肉、皮肤之间而不休者也。"

又云："中焦之所出，亦并胃中，出上焦之后。此所受气者，泌糟粕、蒸津液、化为精微，上注于肺脉，乃化而为血，以奉生身，莫贵于此。"圣人[8]谆复其辞而不惮其烦者，仁天下后世之心亦惓惓矣。

【注解】

[1]宗气：是积于胸中之气，由自然界清气及谷气和合而成，有行呼吸、贯心脉之功。

[2]荣气：即营气。由水谷精气所化身，行于脉中之气。有营养及化生血液之功。

[3]四末：四肢的末端，如手指足趾。

[4]以应刻数：刻数，古人以铜壶盛水，滴水计时，中有刻度，漏水满百刻，适为昼夜，以此计时。营气循行于周身，一昼夜为五十周次，恰与百刻之数相应，故云。

［5］卫：根据前面文例，原文应为"卫气"。卫气是运行于脉外之气，为水谷精气所化生，有充养肌肤、主司腠理开合、防御外邪之功。

［6］悍气：悍，刚猛的意思。指卫气卫外的性能。

［7］慓疾：急疾的意思。形容卫气运行急速。

［8］圣人：指医学造诣很深的人。

【评议】

补宗气与慢性阻塞性肺疾病的治疗

"宗气积于胸中"，"以贯心肺而行呼吸"，宗气是推动心肺运行的重要动力。心主身之血脉，肺主气行呼吸，故气血的运行离不开宗气的作用。临床上心肺疾病的治疗，总以扶助宗气为原则。

如慢性阻塞性肺疾病，其本属久病宗气虚损，无力推动气血运行，气不行则痰浊留；血不行则成瘀，痰瘀内阻是本病的重要病机。治疗补益宗气用黄芪、人参、白术、茯苓、甘草、大枣；化痰瘀用制半夏、陈皮、川贝母、地龙、葶苈子、莱菔子、桃仁、丹参、赤芍等。近年研究资料证明，采用补益宗气治疗慢性阻塞性肺疾病在减少发作次数、延长生存时间、提高生活质量方面有很大优势；化痰行瘀法治疗贯穿始终，具有减轻症状、改善肺功能、全血黏度等方面作用。

【医案选录】

秦某，女，70岁。2013年5月11日诊。患者有老年慢性支气管炎病史数十年，近发展为肺气肿，现动则喘甚，咳嗽，吐白色泡沫痰。刻下诉少痰，乏力，无食欲，口干，口苦，怕冷。外院CT示支气管扩张。面色苍白无华，舌黯淡苔薄黄腻，脉细无力。此肺、脾、肾皆虚，肾阳不足则畏寒，动辄气促，不能纳气也；肺气虚则少气不足以息；脾气虚则食欲不振，土不能生金。治宜补三脏启脾进食。处方：黄芪30g，党参12g，坎炁2条，胡颓叶12g，炙苏子12g，仙茅12g，淫羊藿15g，黄芩12g，鱼腥草30g，百部12g，甘草6g，南沙参12g，北沙参12g，藿梗12g，苏梗12g。14剂。

二诊：2013年6月1日。诸症明显好转，但胃口仍欠佳。梦多，面色黄，舌淡苔白。上方加炒谷芽15g，炒麦芽15g，补骨脂15g。

14剂。

三诊：2013年6月15日。近日气候湿浊，诱发咳嗽，晨起明显，舌淡苔白腻。5月11日方加桂枝12g，法半夏12g，薏苡仁30g，炒苍术12g，白术12g。14剂。随访：患者食欲好转，气促改善，咳痰少。

按语：慢性阻塞性肺疾病至后期，必罹及肺、脾、肾。肺为气之主；肾为气之根；脾胃为气血生化之源。笔者经验是治肺贵在调节宣肃；治脾旨在调节升降；治肾着重调节阴阳。治肺常常敛散同用，散者宣其外邪，敛者收敛耗散之肺气；治脾常常补气以醒胃，胃气运则生化有源；治肾常常阴阳并调取阴中求阳、阳中求阴之意。以此治疗，病虽不能根除，却可以缓解。（王庆其.杏林散墨：王庆其医论医案集.北京：中国中医药出版社，2016.）

【原文】

故夫饮食失节，寒温不适，脾胃乃伤。喜、怒、忧、恐，损耗元气[1]，资助[2]心火[3]。火与元气不两立，火胜则乘[4]其土位[5]，此所以病也。

【注解】

[1] 元气：又名"原气""真气"，是生命之本原之气，根于肾，赖谷气以培育，是人体生命活动的原动力。

[2] 资助：支持、助长。

[3] 心火：心在五行属火，此指心热火盛的病理变化。

[4] 乘：侵侮的意思。

[5] 土位：指脾胃。

【评议】

饮食失节，寒温不适，七情失和，脾胃乃伤

李杲概括脾胃病的形成不外乎内伤外感两端，七情失和，"喜、怒、忧、恐，损耗元气"；"饮食失节，寒温不适，脾胃乃伤"，言简意赅。

从临床实看，胃食管反流病、萎缩性胃炎、溃疡性结肠炎是目前脾胃病专科门诊中最常见的疾病。究其原因，离不开饮食以及生活习惯。"民以食为天",人总是贪欲的,《素问·痹论》说"饮食自倍,肠胃乃伤";加上现代社会竞争所带来的心理压力增大,生活节奏加快,饮食没规律,使脾胃的消化节律被打乱。另外人的情志活动与胃肠病息息相关,临床发现,在就诊的患者中有十分之六七有不同程度的心理问题,或因郁致病,或因病致郁,而尤其与胃肠病的关系更为密切。临床及实验研究证实,胃肠是人类最大的情绪器官。情绪能够影响人体的功能,尤其是消化道功能。多数情况下,胃肠道的情绪受大脑支配,所以大脑的情绪会影响胃肠道的功能状态。但也有研究发现,在某些情况下,胃肠道的功能失调会反过来影响大脑。心境低下往往会引起人胃肠道的失调,从而出现食欲不振、上腹饱胀、打嗝、呕吐、腹痛或排便异常等症状。具有焦虑、紧张、忧郁、恐惧、恼怒、情绪不稳定等神经质个性特征的人,是溃疡病、结肠炎等消化系统疾病的易患人群。

笔者曾经指导博士研究生对510例确诊为胃肠病患者的情绪变化情况进行了流行病调研,结果有200例患者存在着焦虑、抑郁、强迫、偏执、敌对、人际关系敏感等情绪症状,胃肠病变的程度与情志因素呈显著性相关。中医古代文献中有"脾主思"的记载,与临床实际颇为契合。因此一大部分胃肠问题只从胃肠本身是解决不了的,医生和患者本人都必须认识到这一现象,并通过对神经系统的心理和药物干预来最终解决长期困扰我们的胃肠问题。临床治疗脾胃病仅仅依靠药物治疗是不够的,应该心身同治,即心理疏导与药物治疗相结合。

【医案选录】

瞿某,男,1951年生。首诊:2010年10月6日。有慢性胃肠炎病史30年。近日查胃镜:反流性食管炎,慢性糜烂性胃炎,十二指肠球炎。病理:慢性萎缩性胃炎伴低级别上皮内瘤变,炎症(++),萎缩(+)、活动性(+),肠化(+),异型增生(+),Hp(+)。肠镜:结肠炎。已行抗幽门螺杆菌治疗。目前诉胃脘疼痛,胀满,嗳气,嘈杂,咽干,大便每日1~2次,欠畅。舌红苔薄白,脉小弦。辨证:肝郁气滞。治法:疏肝理气健脾。处方:炒白术12g,藿香12g,紫苏梗

12g，川楝子 12g，延胡索 12g，制香附 12g，石见穿 15g，白花蛇舌草 30g，木香 9g，小茴香 9g，炒白芍 12g，炒薏苡仁 30g，黄芩 12g，乌药 9g，制半夏 12g，甘草 6g。7 剂。

二诊：2010 年 10 月 13 日。患者服用前方后诸症减轻，口苦，黏腻。舌红苔薄白，脉小弦。气机已舒畅，病久入络，兼以活血化瘀通络。上方加制大黄 9g，莪术 12g，三棱 12g，龙葵 15g。14 剂。

三诊：2010 年 10 月 27 日。患者上腹饱胀复作，偶有腹泻，怕冷。舌红苔薄白，脉小弦。阳气不足，运化失司，瘀血阻络，拟温阳益气活血。黄芪 30g，党参 20g，枳壳 20g，香橼皮 15g，炒莱菔子 15g，炙鸡内金 12g，桂枝 9g，半夏 12g，炒薏苡仁 30g，炒白扁豆 30g，枸橘李 15g，石见穿 30g，龙葵 30g，白花蛇舌草 30g，三棱 15g，莪术 15g。21 剂。

之后以温阳健脾、活血通络之品加减治疗近 4 个月。

十一诊：2011 年 2 月 23 日。患者中上腹饱胀感偶作，胃脘隐痛未再发作，口中黏腻。舌红苔薄，脉小弦。脾虚气滞，瘀血阻络，予参苓白术散加减健脾，兼以活血通络。黄芪 30g，党参 15g，炒白术 12g，茯苓 15g，甘草 6g，三棱 15g，莪术 15g，白花蛇舌草 30g，石见穿 30g，龙葵 30g，枳壳 15g，制半夏 12g，炒薏苡仁 30g，丹参 15g，延胡索 15g，九香虫 9g，藿香 12g，紫苏梗 12g。14 剂。

十二诊：2011 年 3 月 9 日。2 月 26 日胃镜：慢性糜烂性胃炎。病理：炎症（+），活动性（+）；组织下诊断：黏膜慢性非萎缩性胃炎。胃脘胀满、腹痛未再发作，口中黏腻。舌红苔薄，脉小弦。脾胃阳气已复，效不更方，予上方 21 剂维持治疗。

按语：我在治疗脾胃疾病时善于处理肝脾之间的关系，主张在治疗病情缠绵不愈的脾胃系统疾病时应注意肝气的疏泄，肝脾同调，使气机调畅，助脾胃之气升降。遣方用药时常予香附、木香、藿梗、苏梗、乌药、香橼皮等疏肝理气。本案患慢性胃肠炎达 30 年，病程日久，肝气郁结，久病入络，加之出现腹泻、怕冷等脾阳不足之象，先后予疏肝解郁、活血通络、温补中阳之剂，治疗 5 个月使异型增生阴转。

【原文】

《调经》篇云："病生阴[1]者，得之饮食居处，阴阳喜怒[2]。"又云："阴虚则内热，有所劳倦，形气衰少，谷气不盛，上焦不行，下脘[3]不通，胃气热，热气熏胸中，故为内热。"脾胃一伤，五乱[4]互作，其始病，遍身壮热，头痛目眩，肢体沉重，四肢不收，怠惰嗜卧，为热所伤，元气不能运用，故四肢困怠如此。圣人着之于经，谓人以胃土为本，成文演义，互相发明，不一而止，粗工[5]不解读，妄意使用，本以活人，反以害人。

【注解】

[1] 病生阴：指内伤。

[2] 阴阳喜怒：《素问绍识》注："阴阳喜怒之阴阳，盖指房室。杨释为男女，其意为然。""喜怒"，此处是七情的省文。

[3] 下脘：《针灸甲乙经》作"下焦"。

[4] 五乱：指气乱于心、肺、肠胃、臂胫、头五个部位，见《灵枢·五乱》。

[5] 粗工：指医疗技术低劣的医生。

【评议】

"阴虚则内热"的临床意义

《素问·调经论》所说的"阴虚则内热"是因劳倦伤脾，脾为牝脏属阴，脾虚则清阳不升，浊阴不降，谷气留而不行，郁久化热所生之内热，实际是气虚发热。与现今所说的阴虚火旺的内热不同，前者属气虚，后者乃阴虚，性质各异。

发热有外感和内伤之分，由内伤发热的原因也有多种，李杲著《脾胃论》强调脾胃在内伤发热中的重要性。他指出"饮食劳倦，喜怒不节，始病热中"，"以五脏论之，心火亢甚，乘其脾土，曰热中"。说明"热中"都出现在脾胃内伤疾病的早中期，内伤热中证的热象，由"阴火"内燔所致。"阴火"的发生机制是脾胃内伤，治疗主张"惟当以辛甘温之剂，补其中而升其阳，甘寒以泻其火则愈矣。经曰：劳者温之，损者温之。盖温能除大热，大忌苦寒之药损其脾胃"。倡制补中益气汤治疗内伤发热，开一代风气。这对于治疗内伤杂病引起的发热具有重要意义。

【医案选录】

张某，男，38岁。2009年7月11日初诊。

口腔溃疡反复发作3年，曾多次外院就医，服用多种西药及清热解毒中成药，效果欠佳。平日工作辛苦，自觉肢倦乏力明显。目前舌下及口腔内黏膜多处溃疡疼痛，疮面色白。胃纳差，纳谷不馨，大便欠畅，夜寐欠安。面色少华，舌质淡，边有齿痕、苔薄白，脉濡软。

诊断：中医：口疮。西医：复发性口腔溃疡。辨证：脾气亏虚，阴火上炎。治拟益气健脾，甘温散火。

处方：黄芪50g，太子参30g，党参30g，炒白术15g，茯苓神各15g，夜交藤30g，柴胡12g，升麻30g，细辛9g，生熟地各15g，远志9g，枳壳12g，佛手9g，大枣9g，14剂。

2009年7月25日二诊：诸症稍改善，疼痛明显减轻，创面逐渐缩小，神疲乏力较前好转。舌质淡，边有齿痕、苔薄白，脉濡软。治拟：益气健脾，甘温散火。处方：上方改细辛12g，加肉桂4.5g，胡黄连9g，14剂。

2010年1月2日又来诊：上法连续治疗至今，口腔溃疡时发时止。刻下一般情况可，口腔溃疡至今无明显复发。肢倦乏力好转，胃纳一般，二便调。舌淡，苔薄白，脉细。治拟：补气健脾，温中调气。

处方：黄芪30g，太子参30g，炒白术12g，茯苓15g，甘草6g，大枣9g，山药30g，米仁30g，莲肉30g，山茱萸12g，细辛9g，熟附片9g，炒当归12g，藿苏梗各12g，焦楂曲各12g，14剂。

按语：随访半年余，患者多次反复发作口腔溃疡，原因常常与疲劳、失眠、感冒等因素有关。但每次发作用上述方法变化治疗，大多能够迅速缓解。目前的问题是如何控制其反复发作？值得深入探讨。

口腔溃疡属于中医"口疮""口糜"范畴。中医学认为，脾开窍于口，心开窍于舌。《素问·至真要大论》说："诸痛痒疮，皆属于心"。但口疮之火，不独责之于心。平时忧思恼怒，嗜好烟酒咖啡，过食肥甘厚腻，均可致心脾积热、肺胃郁热、肝胆蕴热，发为口疮多为实证；肾阴不足，虚火上炎，发为口疮多为虚证。该患者平素工作繁忙，自觉乏力明显，劳倦内伤，损伤脾胃，可致中焦枢纽失司，上下气机不通，上焦之阳不能下降，下焦之阴不能上行，心火独盛，循经上炎，也可发为口疮，此多为虚证。正如李东垣在《脾胃论》中所说："既脾胃气衰，元气不足，而心火独盛，心火者，阴火也，起于下焦，其系系于心，心不主令，相火代之"，"胃病则气短，精神少而生大热，有时胃火上行，独燎其面"。

我在治疗该患者时，注重整体脾气亏虚这一病机特点，以益气健脾培土为主，同时不忘局部之口疮因湿淫热蒸肌肤所致，故而配合升阳散火之法，将整体与局部相结合。

方中重用黄芪为君药，黄芪味甘性温，有益气升阳，固表止汗等功效，故为君药，起到益气和营，流畅气血，使阳气通达血管末梢，血中之郁热散出之功效。升麻、细辛有凉血、解毒、散火之功。诸药配伍，益气健脾，甘温散火而口腔溃疡基本得到控制。（王庆其．杏林散墨：王庆其医论医案集．北京：中国中医药出版社，2016．）

【原文】

今举经中言病从脾胃所生，及养生当实元气者，条陈之。《生气通天论》云："苍天之气清净则志意治[1]，顺之则阳气固，虽有贼邪，弗能害也。此因时之序，故圣人传精神[2]，服天气[3]，而通神明[4]；失之，内闭九窍，外壅肌肉，卫气散解，此谓自伤，气之削也。阳气者，烦劳则张[5]，精绝，辟积[6]于夏，使人煎厥[7]。目盲、耳闭，溃溃[8]乎若坏都[9]。"故苍天之气贵清净，阳气恶烦劳，病从脾胃生者一也。

【注解】

[1]苍天之气清净则志意治：苍天之气清净，泛指自然环境的清洁宁静。志意治，指精神舒畅爽慧。

[2]传精神：传，《内经辨言》注："读为抟，聚也。"传精神，指

精神专注而内守。

［3］服天气：服，服从，顺应。即顺应天气变化的意思。

［4］神明：指阴阳不测之机，即事物变化的机制。

［5］张：亢盛而外张。

［6］辟积：辟，通襞。襞积，衣裙之褶。这里形容多次重复累积。

［7］煎厥：古病名。由于烦劳致阳气亢盛，煎熬阴精，积蓄到夏季，引起的昏厥。

［8］溃溃：形容洪水泛滥的样子。

［9］坏都：都通渚，为水中的小块陆地，此引申为水堤。坏都即溃决的水堤。

【评议】

阳气恶烦劳，病从脾胃生

《黄帝内经》所说的"生气"就是指"阳气"。姚止庵说："生生之气，阳气也。"阳气有卫外御邪的作用，但若人体烦劳过度，可以引起阳气病理性的亢盛，进一步在夏天受暑热煎熬，损伤阴精，造成"煎厥"病，表现为昏厥不省人事。从临床表现来看，属于现代中暑一类疾病。这一节实际佐证人体阳气失去清静而导致的病证。东垣发出自己的感慨和结论："苍天之气贵清净，阳气恶烦劳"，就是对自然界要顺应自然，而人本身要防止烦劳过度，这也是脾胃病发生的第一个原因。

叶天士曾经在《临证指南医案》中说"脾属阴，得阳始运"。脾主运化，必须依靠阳气来推动气化。倘若烦劳过度，"劳则气耗"，劳倦可以损伤脾胃。临床常见因劳累过度而引起溃疡病出血的病例。

【医案选录】

王某，男，19岁。患者经常不吃早饭而去上学，平素常有胃痛，吃一点药物就缓解，没有进一步做胃镜检查。最近因为考试比较辛苦，前日长途旅行疲劳过度而突然便血2次，面色苍白，神疲乏力。来诊时舌质淡，苔薄，脉细无力。治以补气健脾止血。处方：黄芪30g，党参12g，炒白术12g，茯苓15g，甘草6g，大枣9g，炮姜12g，荆芥炭

12g，莲房炭 12g，炒当归 12g，藿苏梗各 12g，焦楂曲各 12g，7剂。嘱卧床休息，喝米汤。

二诊：大便转黄，每天一次。上方去荆芥炭、莲房炭，加米仁 30g，莲肉 30g，山茱萸 12g，鸡血藤 30g，14剂。可以逐步吃半流汁，继续休息。

三诊：上方维持治疗 14 剂。诸症消失后查钡餐 X 线摄影，证实是十二指肠球部溃疡。继续治疗调理半年而安。

按语：患者考试辛苦，思虑伤脾，长途旅行疲劳过度又伤脾胃，导致溃疡病出血。治拟健脾胃兼顾止血，很快控制症情。这样的病例屡见不鲜。

【原文】

《五常政大论》云："阴精[1]所奉其人寿，阳精[2]所降其人夭。"阴精所奉，谓脾胃既和，谷气上升，春夏令行，故其人寿。阳精所降，谓脾胃不和，谷气下流，收藏令行，故其人夭。病从脾胃生者二也。

【注解】

[1]阴精：指自然界中的阴气。西北地高气寒，阴气盛行。

[2]阳精：指自然界中的阳气。东南地低气热，阳气盛行。

【评议】

阴精所奉，脾胃和，人寿

《素问·五常政大论》原文告诉我们，天气的寒热与地理的高下对人的寿夭有一定影响，西北地高气寒，阴精上奉气不妄泄，其人容易长寿；东南地低气热，阳精下降，气常耗散，其人容易夭折。《黄帝内经》有"异法方宜"之论，是说不同地域的地理环境不同，气候各异，物产也不一样，造就了那里人们的体质各有差异，所以发生的常见病、多发病不同，治疗方法也不同。生态学认为，生物体中所存在的全部化学物质都来自土壤、空气和水。由于不同地区之地壳中所含的化学成分不同，因此水质与植物成分也随之不同，动物与人的体质因而不同。

《黄帝内经》作者的观察基本正确，对照当今情况也大致符合。如西北地区一般地势高，山脉沙漠多，气候寒冷偏干燥，人们的户外活动比较少，消耗少，代谢率相对较低，形体一般比较高大壮硕，身体素质比较好；东南地区一般地势低，多盆地湖泊，气候偏湿热，人们的户外活动比较多，消耗多，代谢率相对较高，形体一般比较矮小纤弱，身体素质相对较差。至于寿夭的原因，除了与地理环境有关之外，影响的因素较多，如社会经济、生活条件、医疗条件等，不能一概而论。

【原文】

《六节脏象论》云："脾、胃、大肠、小肠、三焦、膀胱者，仓廪[1]之本，荣[2]之居也，名曰器，能化糟粕，转味而入出者也。其华在唇四白[3]，其充在肌，其味甘，其色黄，此至阴[4]之类，通于土气[5]。凡十一脏，皆取决于胆也。"胆者，少阳春生之气，春气升则万化安，故胆气春升，则余脏从之，胆气不升，则飧泄肠澼[6]，不一而起矣。病从脾胃生者三也。

【注解】

[1]仓廪：储粮的仓库，此指脾胃等脏腑受纳水谷的功能。

[2]荣：即营，指营气。

[3]四白：张介宾注："唇之四际白肉也。"

[4]至阴：即到达阴分的意思。太阴为三阴之始，故称它为至阴。

[5]土气：指脾胃之气。

[6]飧泄肠澼：飧泄，又称飱泄，指完谷不化的泄泻。肠澼，指痢下赤白，澼澼有声。

【评议】

胆气不升，则飧泄肠澼

李杲在对"凡十一脏，皆取决于胆也"的阐释中，提出了颇有意义的解读："胆者，少阳春生之气，春气升则万化安，故胆气春升，则余脏从之，胆气不升，则餐泄肠澼，不一而起矣。"人们皆知脾胃为升降之枢纽，但不知脾胃之升降，赖少阳春生之气而升。在五行中胆属木，木属东方，有生发阳气之功，若少阳生发不足，脾胃升降失职，可以引起泄泻、肠澼一类疾病。

临床上常见的肠激惹综合征，出现腹痛腹泻，里急后重，大便呈黏液状，往往迁延不愈，属于古代"肠澼"一类疾病。我们常用柴胡、白术、白芍、葛根、党参、黄芪、茯苓、甘草、防风、羌活、米仁、白扁豆等，一以健脾胃，一以疏风木升少阳胆气，可以取得很好疗效。诚如明代医家李中梓在《医宗必读·泄泻》所说："一曰升提。气属于阳，性本上升，胃气注迫，辄尔下陷，升、柴、羌、葛之类，鼓舞胃气上腾，则注下自止。"

【医案选录】

朱某，女，50岁。初诊日期：2013年3月28日。患者诉近1年来反复出现腹痛，排脓血便伴颗粒、黏冻大便，里急后重。2012年3月27日于外院诊断为"溃疡性结肠炎"，遂在当地医院进行中药、地塞米松联合灌肠治疗，症状改善不明显。2012年12月7日行肠镜检查，未见异常。但患者仍感下腹胀满，影响行走，肛门坠胀，肠鸣。大便检查红细胞、白细胞均阳性。怕冷，胃纳可，易外感。刻诊：下腹胀满，肛门坠胀，肠鸣，便前腹痛，大便或成形，时夹有黏冻，或白或红，每日3～4次。体格检查：神清，全腹软，左下腹有深压痛，无肌卫。舌质淡红苔薄白，脉细。辅助检查：肠镜（2013年3月27日）示溃疡性结肠炎；肠镜（2012年12月7日）示未见异常。中医诊断：休息痢之湿热内蕴，肠道气机不畅，脾肾阳虚。治法：温补脾肾之阳、清利湿热、调畅肠道气机。处方：熟附片12g，干姜6g，川黄连9g，炒白术15g，炒白芍15g，防风12g，白蒺藜20g，木香9g，槟榔12g，青皮6g，陈皮6g，地锦草15g，贯众15g，辣蓼12g，太子参15g，藿梗12g，苏梗12g。28剂。

二诊：2013年5月23日。停药1周后腹痛又作，每日大便3～4次，食后1小时腹痛明显，大便呈颗粒状，有黏液。自述大便增多时腹部可见蠕动波。舌淡苔白腻,脉细。熟附片9g,干姜9g,川黄连9g,黄芩12g,木香9g,槟榔12g,青皮6g,陈皮6g,熟薏苡仁30g,芡实15g,炒扁豆12g,防风12g,白蒺藜15g,延胡索15g,藿梗12g,苏梗12g。28剂。

三诊:2013年6月20日。服药后症状明显好转,大便黏液减少,偶有大便坠胀感,每日1～2次,饭后肠鸣症状少。上方加柴胡12g,桔梗6g,葛根15g。28剂。

四诊:2013年8月1日。坠胀感减轻,大便呈黏液状,镜检每高倍视野白细胞3～5个,晨起口苦,大便2日一次。熟附片9g,干姜6g,川黄连6g,黄芩12g,木香9g,槟榔9g,炒党参12g,炒白术12g,炒白芍12g,甘草6g,防风12g,青皮6g,陈皮6g,葛根30g,枳壳12g,枳实12g,马齿苋30g,制半夏12g,藿梗12g,苏梗12g。28剂。

五诊:2013年8月29日。症状好转,大便前肠鸣明显,矢气后得舒,偶夹黏液,大便成形,无黏冻。上方加乌药9g,制香附12g。28剂。

按语:依据本病患者的肠镜结果西医诊断为溃疡性结肠炎。本病属中医学休息痢范畴。我的临床处方往往是寒热、通塞、攻补兼施。如本案,因久泻,伤及脾肾之阳,因此患者怕冷、易外感,出现阳气不足之象,故用制附片、干姜温补脾肾之阳;久泻伤阴,党参、白术、白芍、太子参健脾养阴柔肝;脓血便乃肠中湿热,肠道气机不畅,用黄连、黄芩、地锦草、贯众、辣蓼清利肠道湿热;若热象不重,则减苦寒药,加健脾燥湿之薏苡仁、扁豆;木香、槟榔、青皮、陈皮调畅肠道气机缓解腹痛、里急后重。我在治疗久泻、久利患者之时,常在方中加入白蒺藜、防风、葛根等升阳除湿祛风之药,此法乃宗东垣之升阳举陷之意。无论是泄泻还是痢疾或是湿困脾胃,或是久泻伤及脾阳,导致脾阳不升,阳气下陷,浊阴不行,方中加入防风、葛根等升阳除湿之品,可使阳升阴降,恢复脾升清阳之功,使泄泻症状缓解。(王庆其.杏林散墨:王庆其医论医案集.北京:中国中医药出版社,2016.)

【原文】

经云:"天食[1]人以五气,地食人以五味。五气入鼻,藏于心肺,上使五色修明[2],音声能彰;五味入口,藏于肠胃,味有所藏,以养五气[3];气和而生,津液相成,神乃自生。"此谓之气者,"上焦开发,宣五谷味,熏肤、充身、泽毛,若雾露之溉。"气或乖错[4],人何以生,病从脾胃生者四也。

【注解】

[1]食:给以食物。五气:王冰指臊、焦、香、腥、腐五气;吴崑指风、暑、湿、燥、寒五气。

[2]修明:鲜明而润泽。

[3]五气:指五脏之气。

[4]乖错:紊乱的意思。

【评议】

天食人以五气,地食人以五味

人是大自然的产物,人赖自然而生存,"天食人以五气,地食人以五味",有了"五气""五味"才有气血津液等营养物质滋养脏腑组织,才有具有生命活力的"神"。《灵枢·决气》"上焦开发"这一节,是说脾胃所化生的水谷精气经上焦肺气的宣发,像雾露一样敷布至全身脏腑经络,达到"熏肤、充身、泽毛"的作用。在这些生理活动过程中,"地食人以五味"赖脾胃所生化,通过脾的运化输布全身;"天食人以五气"仗心肺通过经脉敷布至全身。假如"气或乖错"往往与脾胃病理变化有关。所以东垣明确指出"脾胃为血气阴阳之根蒂也",在治疗时提出"治肝、心、肺、肾,有余不足,或补或泻,惟益脾胃之药为切",例如治疗"肺之脾胃虚",用升阳益胃汤,使胃气升发则肺气自复等。

【原文】

岂特四者,至于经论天地之邪气,感则害人五脏六腑,及形气俱虚,乃受外邪,不因虚邪[1],贼邪不能独伤人,诸病从脾胃而生明矣。圣人旨意重见迭出，详尽如此。且垂戒云："法于阴阳[2]，和于术数[3]，食饮有节，起居有常，不妄作劳，故能形与神俱，而尽终其天年[4]，度百岁乃去。"由是言之，饮食起居之际，可不慎哉。

【注解】

[1]虚邪：乘虚而入的邪，指四时不正之气。

[2]法于阴阳：法，效法。意为效法自然界寒暑往来的阴阳变化规律。

[3]和于术数：和，调和，此处有适当运用之意。术数，指修身养性之法，如导引、吐纳、按跷等。

[4]天年：天，自然。年，年龄、寿命。天命，自然赋予人类的寿命。

【评议】

"饮食起居"，均以保养脾胃为宗旨

本节所论"天地之邪气，感则害人五脏六腑"，原因是"形气俱虚"，所谓"邪之所凑，其气必虚"；而元气之所以虚弱，归根结底是由于脾胃虚。因为元气"非胃气不能滋之"。李氏提出内伤脾胃，百病由生的重要观点，故凡养生无论"饮食起居"，均以保养脾胃为宗旨。充分体现了《黄帝内经》"人以胃气为本"的学术理念。如何保养元气？《素问·上古天真论》告诫人们：要效法自然界寒暑往来的阴阳变化规律，适当运用导引、吐纳、按跷等修身养性之法，饮食起居有一定规律，不烦劳过度，如此能达到形神和谐，而"尽终其天年，度百岁乃去"。

现代"冬令进补"，也必须以保养脾胃为根本。叶天士有"胃喜为补"之说。意思是进补必须适合脾胃为妥，若脾胃不能适应补剂，不但影响进补的疗效，而且可能有碍脾胃的功能，出现腹胀、嗳气、消化不良等情况。所以临床在服用进补之剂前，对一些素有脾胃疾病，或近期有腹胀、食欲不振、或从未服用补剂者，要先用"开路方"，启脾醒胃，促进脾胃运化，有助于提高进补的效果。在进补方药中也应处处顾护胃气，静中寓动。

脏气法时升降浮沉补泻之图

【原文】

五行相生，木火土金水，循环无端。惟脾无正行，于四季之末各旺一十八日以生四脏。四季者，辰戌丑未是也。人身形以应九野[1]，左足主立春，丑位是也；左手主立夏，辰位是也；右手主立秋，未位是也；右足主立冬，戌位是也。戊湿，其本气平，其兼气，温凉寒热，在人以胃应之。己土，其本味咸，其兼味，辛甘酸苦，在人以脾应之。脾胃兼化，其病治之各从其宜，不可定体。肝肺之病，在水火之间[2]，顺逆传变不同，温凉不定，当求责耳。

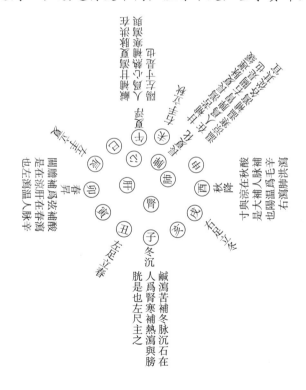

【注解】

[1] 九野：张介宾注："即八卦九宫之位也。"

[2]肝肺之病，在水火之间：按五行相生规律：金生水，水生木，木生火。因此肝（木）的病，不是水不生木，便是火盗木气（子盗母气）；肺（金）的病，不是火来乘金，便是水盗金气（子盗母气）。两者均与水火有关，故云。

【评议】
脾旺于四季之末以生四脏

　　五行学说是中国古代哲学的重要组成部分，《黄帝内经》将其引入医学领域，用以说明人体的生理病理，指导临床诊断和治疗，成为中医学理论体系的重要组成部分。

　　时间和空间是人类社会实践活动的基本依据，也是人类认识宇宙的基本坐标。时间和空间可分而不可离，时间依靠空间的天象变化和风向转移来观测，空间又会随着时间的迁延而发生相应的变化。在五行体系中，标示时间的五时与标示空间的五方构成万物归类的基本框架，万事万物的变化都是依据它们与五时和五方的关系延伸和展现。本节"脏气法时升降浮沉补泻之图"正是这一时空模式的体现。五行相生的次序是：木、火、土、金、水，分别为五脏所主。在五脏中只有脾无所主时令，其气旺于四季之末各18日，以养四脏。在十二地支与四季配合中，辰戌丑未四月是脾所主时令。人的身形与"九宫"相应，人的左足应于艮宫（东北方），在节气应于立春，在丑位（12月）；左手应于巽宫（东南方），在节气应于立夏，在辰位（3月）；右手应于坤宫（西南方），在节气应于立秋，在未位（6月）；右足应于乾宫（西北方），在节气应于立冬，在戌位（9月）。在十天干中戊（6月）主长夏湿土，其本气平和，其兼气有温凉寒热，在人与胃相应。己（12月）属土，在五味主咸，其兼味有辛甘酸苦，在人与脾相应。李氏利用五行时空坐标，为我们勾勒了脾胃在五时、五方中的坐标体系，体现了脾胃脏象在人体中的重要地位。从而提示我们在辨析病机、立方遣药时应该联系季节、地域的因素加以考察和处理。这也是中医"天人合一"整体系统思想的体现。

　　脾旺于四季之末以生四脏的临床意义是，治疗四脏（肝心肺肾）之病当以养脾胃之气，脾胃之气旺则四脏化源不竭，张介宾所谓治脾胃可以安五脏。《景岳全书·脾胃》："脾胃有病，自宜治脾。然脾为土脏，灌溉四傍，是以五脏中皆有脾气，而脾胃中亦皆有五脏之气。""故善治脾者，能调五脏，即所以治脾胃也；能治脾胃，而使食进胃强，即所以安五脏也。"临床上慢性咳喘病稳定期，用健脾胃法，一以培土以生金，一以健脾胃以防痰湿内生；肾病患者，崇土以胜湿；肝病患者，仲景有"见肝之病，知肝传脾，当先实脾"的治疗大法；心病者用健脾胃法以防止痰浊内生，阻滞络脉等。皆是治脾胃安五脏的最好例证。

【医案选录】

一、补脾化痰祛风治哮喘案

曾经治疗一个小儿哮喘，每逢秋冬天气变化，先感冒后发哮喘，必以住院挂盐水才能控制，苦不堪言，影响孩子的生长发育。后采用"缓则治其本"的方法，每逢冬令，以中医膏方调治，用健脾胃、化痰湿，佐以祛风法组方，健脾胃目的是补肺气，即中医所说的"培土生金"；另外，通过健脾胃可以防止痰湿内生，祛风方药有抗过敏的作用。每年服一料，连续3年。体质明显改善，感冒偶发，哮喘控制未再发作。哮喘的治疗，中医有"急则治其标，缓则治其本"的治疗原则。发作期的治疗以平喘止咳化痰为主，旨在迅速控制其发作；缓解期重在补气健脾、益肾固本，旨在防止其再发作。

二、实脾胃治肝病案

曾治一肝硬化腹水患者，腹部胀大，面色萎黄，食欲不振，小便少，舌苔薄白，脉细无力。治用黄芪、党参、白术、猪茯苓、薏苡仁、汉防己、泽泻、桂枝、商陆根、葫芦壳等，其中白术重用30～60g。经过2个月左右治腹水控制，证情明显改善，肝功能化验基本正常。中医认为，肝属木，脾属土，临床上肝病可以影响及脾，脾病也可以波及于肝。治疗肝病不可忘记治脾胃。中医经典文献上有"见肝之病，知肝传脾，当先实脾"的记载，健脾胃可以治肝病，也可以防止肝病影响到脾胃。（王庆其.杏林散叶——王庆其医话医案集.北京：人民卫生出版社，2011.）

脾胃胜衰论

【原文】

胃中元气盛，则能食而不伤，过时而不饥；脾胃俱旺，则能食而肥；脾胃俱虚，则不能食而瘦；或少食而肥，虽肥而四肢不举，盖脾实[1]而邪气盛也；又有善食而瘦者，胃伏火邪于气分，则能食；脾虚则肌肉削，即食㑊[2]也。叔和云："多食亦肌虚。"此之谓也。

【注解】

[1] 脾实：脾气壅实，升降不利。

[2] 食㑊：古病名。由大肠移热于胃，出现善食而消瘦困乏之证。王冰注："食亦者，谓食入移易而过，不生肌肤也。㑊，易也。"

【评议】

脾胃胜衰的临床意义

脾与胃，虽然同属于土，两者在生理功能方面有所分工。脾属阴土，主运化；胃属阳土，主腐熟水谷。胃主纳，脾主化。如果胃气旺，则能食而不伤；胃有"伏火邪于气分"，则表现为消谷善饥而消瘦；脾气实而有邪，"则少食而肥，虽肥而四肢不举"，因为脾主四肢。如果"脾胃俱旺，则能食而肥；脾胃俱虚，则不能食而瘦"。李杲对脾胃生理病理的刻画可谓鞭辟入里，入木三分。

《素问·太阴阳明论》说："太阴阳明为表里，脾胃脉也，生病而异者何也？岐伯对曰：阴阳异位，更虚更实，更逆更从，或从内，或从外，所从不同，故病异名也。"论述了太阴脾与阳明胃两者因经络脏腑阴阳属性不同，其发病各异的道理，并提出"阳道实，阴道虚"的发病规律。阳明胃经之病，易伤津液，病多从燥化、热化，故以热证、实证多见；太阴脾经之病，阳气易伤，病多从湿化、寒化，故以寒证、虚证多见。所以后世有"实则阳明，虚则太阴"之说。

从临床实际看，能食者胃强，但能食而消谷善饥者胃有热。《素问·平人气象论》说："已食如饥者，胃疸"。胃疸即胃热。若消谷善饥而消瘦者，当心是消渴病，属于胃热的中消。而食欲不振，进食后胃脘痞胀、腹泻、四肢乏力、消瘦者，属于脾虚失于运化的证候。脾胃俱旺者，大多能食而肥胖；脾胃俱虚者，则不能食而消瘦。李氏所述实为经验之谈。

【医案选录】

曾治一男性中年患者，50岁，日饮水余升，小便二三十次，形体日瘦，苦不堪言。经西医住院检查一月余，排除糖尿病，尿崩等病变，以口渴尿频待查出院。患者在当地医院迭服中药80余剂，收效不显。药有补气、敛津、养阴、清胃、益肾等。邀诊后，遍览前方，余亦技穷，后追询病史发现，患者饮食必欲经冰箱之冷食、冷饮而为快，大便干结，察舌质红，苔根黄。此二阳结热，胃、肠热盛。前医虽曾投石膏、知母之类，恐病深药轻，不足以克邪。遂投：生石膏90g（后加至120g），知母、寒水石各30g，甘草6g，乌梅12g，地骨皮15g，生大黄9g（后下）。粳米60g，先煮成米汤，再以米汤煎中药。14剂后，饮水、尿量皆减少，大便通调。前方续有增损，调治3月余，诸症皆除，照常工作。此案二阳热结，取大剂白虎直折阳明火势，伍大黄通阳明之腑，釜底抽薪，结果较短时间内热撤渴平。

按语：李杲说："善食而瘦者，胃伏火邪于气分，则能食。"《素问·阴阳别论》："二阳结，谓之消。"二阳，指阳明之胃与大肠，肠胃结热，津液枯涸，口渴善饥，发为消渴。后世治消渴有滋阴、润燥、降火等，疗效不一。笔者体会，清胃与大肠之热，滋胃与大肠之阴，是取效的关键。前医已用白虎汤但未按仲景法度，剂量又太轻，药不济病，故无效果。我加大剂量，并用承气通腑，令邪有出路，复以仲景法，用粳米60g，先煮成米汤，再以米汤煎中药，阳明火抑，胃气得养，病去如脱。（王庆其.杏林散墨：王庆其医论医案集.北京：中国中医药出版社，2016.）

【原文】

夫饮食不节则胃病，胃病则气短精神少，而生大热，有时而显火上行，独燎其面，《黄帝针经》[1]云："面热者足阳明病"，胃既病则脾无所禀受。脾为死阴[2]，不主时也，故亦从而病焉。形体劳役则脾病，脾病则怠惰嗜卧，四肢不收[3]，大便泄泻。脾既病则其胃不能独行津液，故亦从而病焉。

【注解】

[1]《黄帝针经》：即《灵枢》。

[2] 死阴：指脾不单独主一时令，故云。

[3] 四肢不收：手足散软无力。

【评议】

胃病则脾无所禀受，脾病不能为胃行津液

脾胃两者在生理方面相互联系，互根互用，胃主纳，脾主化；胃主降，脾主升；胃喜润恶燥，脾喜燥恶湿。两者相反相成，以维持对立统一状态。本节指出，饮食不节容易伤胃，形体劳役过度容易伤脾。"胃既病则脾无所禀受"，"脾既病则其胃不能独行津液，故亦从而病焉"。

胃病的病机主要有胃不受纳与胃失和降，表现为食欲不振，食入不化，腹胀，嗳气，反酸，疼痛，反胃，呕吐，呃逆等；脾病的病机主要有运化失常，升降失司，表现为脾不能散精，津液凝聚，湿浊内停等证候。在病理情况下，脾失健运与胃不受纳常相互影响，而出现消化功能障碍。《医方考》说："胃主受纳，脾主消磨，故能纳不能化者，责之脾虚。"《素问·太阴阳明论》说："脾病不能为胃行其津液，四肢不得禀水谷气，气日以衰，脉道不利，筋骨肌肉，皆无气以生，故不用焉。"临床痿证的发生，因为脾主四肢，如脾不能为胃行其精气，四肢失其濡养而萎废不用，故治疗常以健脾补气养血法取效。

【医案选录】

何某，女，58岁。2005年5月18日初诊。患者便秘20余年，长年用龙荟丸、番泻叶、大黄片等通腑泻下以助排便。近年来便秘干结愈加严重，前药加量也难维持正常排便，甚为痛苦。尤其肠镜检查提示肠黏膜黑斑病变后，不敢轻用大黄制剂。无奈求诊中医。诊其舌红少苔，脉细稍涩，纳谷不香，饥不欲食，时有痞满嗳气。此乃脾气不运，胃阴不足，脾不为胃行其津液。加之年逾花甲，肝肾精血均有亏损，故使肠腑失于濡润，而见便秘干结。治以健脾气，充肾阴，养肝肾为法。药用增液汤和润肠丸，加山药、太子参健脾运，女贞子、枸杞子、何首乌养肝肾之阴，海藻润燥软坚，3剂奏效，无需再用大黄等泻下通腑之剂而排便通畅，后维持1周1～2次服上汤药，每日能正常排便。（王庆其.黄帝内经临证发微.北京：人民卫生出版社，2019.）

【原文】

大抵脾胃虚弱，阳气不能生长，是春夏之令不行，五脏之气不生。脾病则下流乘肾，土克水，则骨乏无力，是为骨蚀[1]。令人骨髓空虚，足不能履地，是阴气重叠[2]，此阴盛阳虚之证。大法云："汗之则愈，下之则死"。若用辛甘之药滋胃，当升当浮，使生长之气旺，言其汗者，非正发汗也，为助阳也。

【注解】

[1]骨蚀：古病名。由邪热伤肾，阴精耗损，骨枯髓虚所致而见腰脊瘫软，不能屈伸，四肢痿废等症状。

[2]阴气重叠：脾属太阴，脾病及肾，肾属少阴，故云。

【评议】

脾胃虚弱，得阳始运

东垣认为，脾胃为精气升降之枢纽，升降浮沉是自然界事物运动的基本形式，在正常情况下，升降相替，浮沉更变，周而复始。有了春夏之气的正常升浮，才有秋冬之气的正常沉降。脾胃属中土，土旺于四时，所以土在升降浮沉及自然界生长收藏过程中，居于重要地位。"脾胃虚弱，阳气不能生长，是春夏之令不行，五脏之气不生"，进而脾病及肾，产生种种肾气虚弱之证。治疗应"用辛甘之药滋胃，当升当浮，使生长之气旺"，若不效，佐以助阳之品，所谓"脾为阴土，得阳始运"是也。我在临床中治疗脾虚诸证，常用四君子、香砂六君子、参苓白术散、补中益气汤等健运脾胃，若效果不显，加上温阳之品，脾虚不运所致的腹胀、乏力、神倦等，迅速改善，所谓"火能生土"。《素问·生气通天论》认为阳气"若天与日"，人身阳气有温煦、推动、蒸腾、气化之功能，脾胃之生化全赖阳气之推动。故临床所见脾胃疾病每遇寒而作，脾胃气虚常生寒象，故保护脾胃之阳气，在治疗脾胃疾病过程中尤显重要。

【医案选录】

李某，男，52岁。有慢性胃炎史5年余，近因螃蟹上市季节，连续贪欲，多吃了螃蟹，胃脘不适，腹胀气，不欲食，精神不佳。经用中西药物治疗有所好转，但时时胀气，不敢多吃。舌苔薄白，脉迟缓。

处方：炒白术12g，干姜9g，姜半夏12g，枳壳15g，焦楂曲各12g，莱菔子15g，桂枝12g，木茴香各9g，香橼皮15g，炒米仁15g，甘草6g，7剂。

二诊：药后症状明显减轻，食欲增加。上方加苏梗12g，党参12g，14剂。药后症状完全消失。

按语：螃蟹乃阴寒之品，脾胃虚寒者当忌。患者贪欲，中于寒邪，运化失司，故胀气甚。刘河间说："杂病寒胀多而热胀少。"叶天士说："除胀以通阳为务。"干姜功能温暖中阳，桂枝功能通阳。两者合健脾消导之品，迅速取效。（王庆其．杏林散墨：王庆其医论医案集．北京：中国中医药出版社，2016.）

【原文】

夫胃病其脉缓，脾病其脉迟，且其人当脐有动气[1]，按之牢[2]若痛。若火乘土位[3]，其脉洪缓，更有身热、心中不便[4]之证。此阳气衰弱不能生发，不当于五脏中用药法治之，当从《脏气法时论》中升降浮沉补泻法用药耳。

【注解】

[1]动气：脐腹部跳动。

[2]牢：腹部按之沉实状。

[3]火乘土位：阴火侵凌脾土。

［4］心中不便：心中烦乱。

【评议】

脾胃病从《脏气法时论》升降浮沉补泻法用药

治疗脾胃疾患，最重要的是调节气机的升降，李杲认为应该遵循"升降浮沉补泻法"因势利导，根据脏气升降浮沉的病理特征，施以补泻。

查《素问·脏气法时论》"升降浮沉补泻法用药"即"肝苦急，急食甘以缓之"，肝为刚脏，其志为怒，怒则气急而肝气受伤，甘可以缓急，以柔克刚，用甘草、芍药以缓急；"心苦缓，急食酸以收之"，心主喜，喜则气缓，心气散逸而伤神，酸可收敛神气，用五味子、酸枣仁、山茱萸等收敛神气；"脾苦湿，急食苦以燥之"，脾喜燥恶湿，湿胜则困顿脾土，宜食苦以燥之，用苍术、厚朴、木香、枳实、黄芩、黄连、蒲公英等苦以燥湿；"肺苦气上逆，急食苦以泄之"，肺行肃降之令，气逆则肺病，苦有降泄之功，用葶苈子、枇杷叶、紫菀、杏仁、百部、贝母等降泄肺气；"肾苦燥，急食辛以润之"，肾主水、火二气，肾阳不足，不能蒸化津液则见燥象，辛能通阳化气，使水火得济，润泽周身，用黄柏、知母等辛润肾燥。这些论述运用五味调治五脏病证提供了理论依据，但更重要的是从临床实际出发，坚持辨证论治为第一要务，同时应结合时令，审时度势，相机而行，这乃是《黄帝内经》"脏气法时"的奥旨。

【原文】

如脉缓，病怠惰，嗜卧，四肢不收，或大便泄泻，此湿胜，从平胃散。若脉弦气弱，自汗，四肢发热，或大便泄泻，或皮毛枯槁，发脱落，从黄芪建中汤。脉虚而血弱，于四物汤中摘一味，或二味，以本显证[1]中加之。或真气虚弱，及气短脉弱，从四君子汤。或渴，或小便闭涩，赤黄多少，从五苓散去桂，摘一二味加正药[2]中。已上五药，当于本证中随所兼见证加减。

【注解】

［1］本显证：有本方（补脾胃泻阴火升阳汤）所主的显著症状。

［2］正药：指补脾胃泻阴火升阳汤。

【评议】

补脾胃泻阴火升阳汤的加减运用

此节主要阐述了补脾胃泻阴火升阳汤加减运用的情况（详参见"补脾胃泻阴火升阳汤"节）。脾为太阴湿土，居中州而主运化，其性喜燥恶湿，湿胜则困顿脾土，可以出现"脉缓，病怠惰，嗜卧，四肢不收，或大便泄泻"等，临床还常可见脘腹胀满，不思饮食，口淡无味，恶心呕吐，嗳气吞酸，肢体沉重，舌苔白腻等症状。宜用平胃散燥湿运脾，行气和胃。本方现代临床常用于治疗慢性胃炎、胃及十二指肠溃疡、胃肠功能紊乱等属于湿滞脾胃之证，有很好的疗效。若湿热重者，加黄连、黄芩以清热燥湿；属寒湿者，加干姜、草豆蔻温化寒湿；湿甚泄泻者，加茯苓、泽泻以淡渗利湿。

"若脉弦气弱，自汗，四肢发热，或大便泄泻，或皮毛枯槁，发脱落"，属脾虚气血衰弱之证，用《金匮》黄芪建中汤温中补气，和里缓急。此方主治中焦虚寒，肝脾不和，化源不足所致病证，临床常还可见腹中拘急疼痛，喜温喜按，神疲乏力，虚怯少气，面色无华，形体羸瘦，手足烦热，心悸气短，舌淡脉细等症状。此方现代临床常用于胃及十二指肠溃疡、慢性胃炎、慢性结肠炎、慢性肝炎、贫血、功能性发热等。若中焦寒重者，加干姜以温中散寒；气滞者加木香、枳壳以行气滞；便溏者加白术、薏苡仁健脾止泻；面色萎黄加人参、当归等。

如"脉虚而血弱"，出现头晕目眩、心悸失眠、面色无华、舌淡脉细等症状，用四物汤伍补脾胃泻阴火升阳汤（方参见下节）加减。此方主治饮食劳倦伤及脾胃，火郁发热之证。

如"真气虚弱，及气短脉弱"，用四君子汤益气健脾。此方主治脾胃气虚之证，见面色萎黄、气短乏力、语声低微、食少便溏、苔白脉虚细无力等症状。若心悸失眠加酸枣仁、茯神以宁心安神；肢冷畏寒加附子、干姜温中祛寒；胃脘痞满者加枳壳、陈皮利气和胃。

如出现"或渴，或小便闭涩，赤黄多少"症者，为膀胱气化不利之证，宜用五苓散合补脾胃泻阴火升阳汤加减。

【医案选录】

朱某，女，61岁。首诊：2009年9月2日。患者近4月来反复尿失禁，每次小便量偏少，伴神疲，口舌生疮，胃纳可，夜寐尚安，大便调。舌红苔薄，脉细。辨证：中焦气虚，失于摄纳。治法：补中升阳、固摄下焦。处方：黄芪30g，太子参30g，炒白术12g，薏苡仁30g，山药30g，煨葛根15g，芡实30g，川黄连6g，煨肉果12g，赤石脂15g，禹余粮30g，木香9g，覆盆子15g，川续断15g，煨益智仁15g，甘草5g。7剂。

二诊：2009年9月9日。服用前方后小便次数较前减少，口疮已愈，口干，神疲乏力，大便少，成形。舌红苔薄，脉细。阳气渐升，肾气不足。拟补益肾阳，兼以滋阴，以资生化。黄芪30g，太子参30g，炒白术12g，薏苡仁30g，赤石脂30g，禹余粮30g，覆盆子30g，煨益智仁20g，乌药9g，补骨脂15g，淫羊藿15g，芡实30g，煅龙骨30g，煅牡蛎30g，制香附12g，川石斛15g，佛手9g。14剂。

三诊：2009年9月23日。夜尿已明显减少，日间活动后偶有尿失禁，神疲乏力，口干已无。舌红苔薄，脉细。阳气已足，下焦得固，宗前法。上方加桑螵蛸12g，玉竹12g，五倍子12g。14剂。

按语：《素问·宣明五气》曰："膀胱……不约为遗溺。"膀胱为贮尿之器，其摄纳尿液能力受三焦气化功能影响。本案患者反复尿失禁，伴神疲乏力，是为中焦气虚，失于摄纳之故。口舌生疮乃中焦之气不升，阴火上犯，与李东垣《脾胃论》补脾胃泻阴火升阳汤之病机甚合。本案化裁补脾胃泻阴火升阳汤，以黄芪、太子参、炒白术、薏苡仁、山药补益中气；川黄连泻阴火；煨葛根升提阳气；川续断、煨益智仁补阳；芡实、覆盆子固精缩尿；赤石脂、禹余粮、煨肉果固摄下焦；木香行气。二诊患者诉口干，故二、三诊在前方基础上加用川石斛、玉竹养阴，防燥性太过。（王庆其.杏林散墨：王庆其医论医案集.北京：

中国中医药出版社，2016.）

【原文】

假令表虚自汗，春夏加黄芪，秋冬加桂。如腹中急缩，或脉弦，加防风；急甚加甘草；腹中窄狭[1]，或气短者亦加之；腹满气不转者勿加；虽气不转而脾胃中气不和者勿去，但加厚朴以破滞气，然亦不可多用，于甘草五分中加一分可也。腹中夯闷[2]，此非腹胀，乃散而不收，可加芍药收之。如肺气短促，或不足者，加人参、白芍药。中焦用白芍药，则脾中升阳，使肝胆之邪不敢犯也。腹中窄狭及缩急者去之，及诸酸涩药亦不可用。腹中痛者，加甘草、白芍药，稼穑[3]作甘，甘者己也。曲直作酸，酸者甲也。甲己化土[4]，此仲景妙法也。腹痛兼发热加黄芩，恶寒或腹中觉寒加桂。怠惰、嗜卧有湿，胃虚不能食，或沉困，或泄泻，加苍术；自汗加白术；小便不利加茯苓，渴亦加之；气弱者加白茯苓、人参；气盛者加赤茯苓、缩砂仁；气复不能转运有热者微加黄连，心烦乱亦加之；小便少者加猪苓、泽泻；汗多津液竭于上勿加之，是津液还入胃中欲自行也；不渴而小便闭塞不通，加炒黄柏、知母，小便涩者，加炒滑石；小便淋涩者，加泽泻；且五苓散治渴，而小便不利无恶寒者，不得用桂；不渴而小便自利，妄见妄闻，乃瘀血证[5]，用炒黄柏、知母，以除肾中燥热；窍不利而淋加泽泻、炒滑石；只治窍不利者，六一散中加木通亦可；心脏热者用钱氏方[6]中导赤散；中满或但腹胀者加厚朴；气不顺加橘皮；气滞加青皮一、橘皮三；气短小便利者，四君子汤中去茯苓加黄以补之；如腹中气不转者，更加甘草一半；腹中刺痛，或周身刺痛者，或里急者，腹中不宽快是也；或虚坐而大便不得者，皆血虚也；血虚则里急，或血气虚弱而目睛痛者，皆加当归身；头痛者加川芎，苦头痛加细辛，此少阴头痛也。发脱落及脐下痛加熟地黄。

【注解】

[1]窄狭：肠腔变小，气不流畅的感觉。

〔2〕夯闷：如有重物压抑而闷满。

〔3〕稼穑：插播曰稼，收成曰穑。《尚书·洪范》说："土爰稼穑""稼穑作甘。"指五行中土的特性是种收谷物，五味中甘属土。

〔4〕甲己化土：运气学说中五音（角、徵、宫、商、羽）建于五运（木、火、土、金、水）十天干上，其中甲己土运宫音，甲属阳土为太宫，己属阴土为少宫。太少相生，一动一静，乃成易道。

〔5〕瘀血证：口不渴，小便利，其人如狂，幻视幻觉，少腹硬满，是下焦瘀（蓄）血证。

〔6〕钱氏方：宋代医家钱乙，著《小儿药证直诀》。

【评议】

补脾胃泻阴火升阳汤随症加减运用

本节承接上文进一步阐述随症加减的方法。总体原则是虚则补之，实则泻之，气虚者益其气，气滞者利气，气逆者降气；血虚者补血，血瘀者行瘀；脏气虚者益脏气。寒者热之，热者寒之。他如急者缓之，散者收之，痛者缓其痛，小便不利者利尿，中满者泻之于内，等等。可见李氏立方遣药十分精当，力戒虚虚实实。

【医案选录】

马某，男，50岁。2012年10月17日初诊。患慢性肾小球肾炎3年，曾用糖皮质激素配合健脾补肾、活血化瘀中药治疗，病情反复，疗效不佳。近期因饮酒加忧虑过度，于1周前开始出现口疮，且反复发作。曾服用甲硝唑片、维生素C、维生素B及中药汤剂沙参麦冬汤，溃疡不易愈合且反复发作。现症见：气短乏力，活动后加重，自觉口干苦，唇舌口疮，肢体困重，腰酸痛，纳差，小便可，大便溏，舌质黯淡，边有齿痕，苔薄黄腻，脉沉细无力。查尿常规示：尿蛋白定性（PRO）（++），尿隐血试验（BLD）（++）；尿红细胞（RBC）25个/高倍视野（HPF）。肾功能示：血清肌酐（Cr）116μmol/L，血清尿素氮（BUN）6.68mmol/L，尿酸（UA）390μmol/L。血压18.0/11.3kPa（135/85mmHg）。辨证为脾虚湿热，清阳不升。治宜益气健脾，升清阳，清湿热，降虚火。仿东垣补脾胃泻阴火升阳汤方义，药物组成：红参6g，炙黄芪

15g，白术 10g，炙甘草 6g，黄芩 15g，黄连 6g，黄柏 10g，柴胡 10g，升麻 6g，羌活 10g，丹参 30g，桑寄生 15g，石韦 30g，马鞭草 30g，白茅根 30g，白花蛇舌草 30g，神曲 10g。日 1 剂，水煎取汁约 300ml，早、晚饭前或饭后 1 小时服下，连服 7 日。

2012 年 10 月 25 日二诊，患者食欲转佳，口疮好转，大便由每日 2～3 次转为每日 1 次，舌脉同前，上方加茯苓 15g、苍术 10g，去黄芩，继服 7 日。

2012 年 11 月 2 日三诊，诉症状明显好转，尿常规示：PRO（+），BLD（+），RBC9 个/HPF。上方随症加减服至 3 个月时，舌质转为淡红，齿痕消失，苔薄白，脉象和缓有力，尿常规示各项指标均正常。继服上方 6 个月而愈，随访 1 年，身体健康。

按语：肖教授认为，慢性肾病的基本病机为本虚标实，而标实多指湿热、瘀血等病理产物潴留。本例中患者表现肢体困重，大便溏，舌质黯淡，边有齿痕，苔薄黄腻，说明患者体内湿热蕴结于脾，清阳不升，虚火上炎至口干苦，唇舌口疮。故治以清湿热，降虚火，益气健脾。药用补脾胃泻阴火升阳汤加减。方中柴胡、升麻、羌活益胃助阳以升清气；红参、白术、炙黄芪、黄柏、炙甘草、神曲益气除湿以补脾胃；黄芩、黄连凉心清胃以泻阴火；加丹参、桑寄生、石韦、马鞭草、白茅根、白花蛇舌草凉血止血，活血化瘀。[先小乐. 肖相如应用补脾胃泻阴火升阳汤治疗慢性肾病经验. 河北中医，2014，36（10）：1447-1448.]

【原文】

予平昔调理脾胃虚弱，于此五药中加减，如五脏证中互显一二证，各对证加药，无不验。然终不能使人完复，后或有因而再至者，亦由肾、任、冲三脉为邪，皆胃气虚弱之所致也。法虽根据证加减，执方疗病，不依《素问》法度耳。是以检讨[1]《素问》《难经》及《黄帝针经》中说，脾胃不足之源，乃阳气不足，阴气有余。当从六气不足，升降浮沉[2]法，随证用药治之。盖脾胃不足，不同余脏，无定体[3]故也。其治肝、心、肺、肾，有余不足，或补或泻，惟益脾胃之药为切。

【注解】

[1] 检讨：探求、研究。

[2] 升降浮沉：春、肝主升，夏、心主浮，秋、肺主降，冬、肾主沉。

[3] 无定体：土寄旺于四季之末各十八日，此指脾气行于四脏，故曰无定体。

【评议】

治疗五脏之病，要着重调理脾胃

李氏此强调治疗五脏之病，要着重调理脾胃。按五行学说，土寄旺于四季之末各十八日，脾气行于四脏，脾气旺则四脏皆有生化基础。明代医家张介宾提出"治脾胃安五脏"之说，诚经验之谈。临床上治疗肺虚之证，常用培土生金法；治疗肾虚水泛之证，常用补土制水法；治疗心血不足引起的心悸失眠证，常用归脾汤法取效；治疗土衰木横的慢惊风证，常用补土抑木法收功。现代临床治疗恶性肿瘤经手术及放化疗之后，或晚期患者没有手术及放化疗指征者，中医辨证认为本虚标实，治疗应该从何着手？我们认为扶助脾胃之气乃当务之急，所谓"阴阳俱虚者，先治中气"。用黄芪、党参、白术、茯苓、甘草、大枣、炒谷麦芽、陈皮、焦楂曲等，健脾胃、启食欲，只要胃气来复，就有可能延长生命。如果一意攻伐，邪气未去，胃气已竭，恐难回天。

【医案选录】

一、健脾利水祛风治肾病案

曾经治疗一位患肾病综合征的儿童，病起半年余，长期服用泼尼松（每日8片）出现库欣综合征，面部及下肢肿胀，难以分清是激素的反应还是肾病的肿胀，面色苍白无华，食欲不振，小便少，舌体胖，舌苔白腻，脉虚细。小便化验：蛋白（+++），肾功能检查正常范围。此脾虚湿阻之证，属于中医所说的"肾风"，治宜健脾利水祛风法。药用黄芪、党参、苍白术、猪茯苓、砂蔻仁、薏苡仁、防风、桑叶、泽泻、车前子、桂枝、玉米须等。用此方加减治疗3个月左右，食欲渐振，小便增加，舌体胖好转，舌苔白而不腻，脉虚细。小便化验：蛋白（+~++）。继续用上述方法辨证加减，随着病情（临床症状及化验）的好转，逐步减少激素的用量。前后治疗8个月，激素已完全停用，库欣综合征及其他临床症状逐步消失，化验正常。

二、养脾阴润肠通便治心绞痛案

曾经遇到一位心绞痛患者，屡经中西药治疗，西医用扩张血管药，中医用活血化瘀药等疗效不够理想。经过仔细辨证，发现患者除胸口隐隐刺痛外，有食欲不振，口干舌燥，大便秘结，伴有腹胀等症状。此脾阴不足，肠燥津枯，气机不畅，诱发心痛。治疗改用养脾阴、润肠通便，兼以理气止痛，服药2周，心绞痛控制发作，遂后再用西洋参或者枫斗泡茶代饮，平常多吃蔬果保持大便通畅。（王庆其．杏林散叶——王庆其医话医案集．北京：人民卫生出版社，2011.）

【原文】

经言："至而不至[1]，是为不及，所胜妄行[2]，所生受病[3]，所不胜乘之[4]也。"至而不至者，谓从后来者为虚邪[5]，心与小肠来乘脾胃也。脾胃脉中见浮大而弦，其病或烦躁闷乱，或四肢发热，或口干、舌干、咽干。盖心主火，小肠主热，火热来乘土位，乃湿热相合，故烦躁闷乱也。四肢者，脾胃也，火乘之，故四肢发热也。饮食不节，劳役所伤，以致脾胃虚弱，乃血所生病，主口中津液不行，故口干、咽干也。病患自以为渴，医者治以五苓散，谓止渴燥，而反加渴燥，乃重竭津液以至危亡。经云："虚则补其母[6]"，当于心与小肠中以补脾胃之根蒂者，甘温之药为之主，以苦寒之药为之使，以酸味为之臣佐。以其心苦缓，急食酸以收之。心火旺则肺金受邪，金虚则以酸补之，次以甘温及甘寒之剂，于脾胃中泻心火之亢盛，是治其本也。

【注解】

[1]至而不至：季节来临而气候未到，如春季应温而不温，夏季

应热不热等。

［2］所胜妄行：所胜，按五行相克规律，木旺则胜土，土旺则胜水等。妄行，乱行。

［3］所生受病：按五行相生规律，如肝木不及，心为受病；心火不及，脾土受病等。

［4］所不胜乘之：乘，侵侮的意思。按五行相克规律，制约我的称所不胜，因所胜的不及，所不胜的反而侵侮所胜的。如脾土不及，受肝木侵侮。

［5］虚邪：指四时不正之气，为致病之邪气。如春季应温不温，为非时之气，属致病之虚邪。

［6］虚者补其母：《难经·七十五难》说："母能令子虚。"如心有病，累及其子则脾虚，脾虚当补益心气。

【评议】
"至而不至"所引起的病理现象

本节谈运气中"至而不至"所引起的病理现象。所谓"至而不至"，是指季节来临而气候未到，如春季应温而不温，夏季应热不热等，此为非时之气，容易致病。具体的病理变化有以下几种：①"所胜妄行"：如春季应温而不温，春属木，木不及则其所胜的土气因失去制约而妄行。②"所生受病"：木所生为火，故心受病。③"所不胜乘之"：按五行相克规律，制约我的称所不胜，因所胜的不及，所不胜的反而侵侮所胜的。如肝木不及，木本克土，土为木之所不胜，故土反侵侮肝木。

李氏认为，如果由于"饮食不节，劳役所伤，以致脾胃虚弱"，导致心与小肠来乘虚出现四肢发热、口渴等症状时，"病患自以为渴，医者治以五苓散，谓止渴燥，而反加渴燥，乃重竭津液以至危亡"。东垣主张治疗应该用"甘温之药为之主"，旨在补脾土，同时"心火旺则肺金受邪，金虚则以酸补之，次以甘温及甘寒之剂，于脾胃中泻心火之亢盛，是治其本也"。此证"本"是脾土虚弱，"标"是心火旺，火旺则克金，故治疗不直接治心，而是采用甘温之药补脾土，酸味药补肺金，佐以甘寒之剂，以达"泻心火"的目的。此李氏告诉我们，治病贵在治本，利用五行生克规律调治其偏颇，达到"以平为期"。

【原文】

所胜妄行者，言心火旺能令母实[1]，母者肝木也。肝木旺则挟火势，无所畏惧而妄行也。故脾胃先受之，或身体沉重，走疰[2]疼痛，盖湿热相搏，而风热郁而不得伸，附着于有形也。或多怒者，风热下陷于地中[3]也。或目病而生内障者，脾裹血[4]，胃主血，心主脉，脉者，血之府也，或云心主血，又云，肝主血，肝之窍开于目也。或妄见、妄闻、起妄心[5]，夜梦亡人，四肢满闭转筋[6]，皆肝木火盛而为邪也。或生痿[7]、或生痹[8]、或生厥[9]、或中风、或生恶疮、或作肾痿[10]、或为上热下寒，为邪不一，皆风热不得升长，而木火遏于有形中也。

【注解】

[1] 火旺能令母实：肝木为心火之母，心火暴盛，累及其母，使肝木郁实。

[2] 走疰：流走不定的疮疡类传染病。

[3] 地中：指下焦。

[4] 脾裹血：即脾统血。

[5] 妄心：即幻觉。

[6] 转筋：腓肠肌痉挛。

[7] 痿：指肌肉萎缩，不能随意运动的病证。

[8] 痹：指关节酸痛，肢体沉重、麻木不仁一类病证。

[9] 厥：昏厥。

[10] 肾痿：痿证一种。肾主骨，肾痿即骨痿，由邪热伤肾，骨枯髓虚而致腰脊酸软，不能伸举，下肢痿弱，不能行动的病证。

【评议】

心火暴盛，肝木旺实的病状

木能生火，肝木为心火之母，心火旺能令母实，肝木旺则夹火势而妄行，木旺脾胃受乘，演绎出诸多病状，如"身体沉重，走疰疼痛"，"或生痿、或生痹、或生厥、或中风、或生恶疮、或作肾痿、或为上热下寒"等。病机涉及心肝火旺及脾胃湿热。

现代临床中风病因多与劳欲过度，心火暴盛，肝阳上亢，化为内风，窜犯脏腑经络，引起半身不遂，神昏窍闭。如刘河间所说，"心火暴盛，而肾水衰弱不能制之"，"由火甚制金，不能平木，故风木自甚也"。治宜清心泻火，平肝息风。急性期药用羚羊角粉、天麻、钩藤、石决明、珍珠母、黄连、山栀、石菖蒲、黄芩、竹茹、制半夏等。恢复期药用生地黄、枸杞子、山茱萸、麦冬、当归、鸡血藤、天麻、赤白芍、红花、木瓜等。

【原文】

所生受病者，言肺受土火木之邪，而清肃之气[1]伤，或胸满、少气、短气者，肺主诸气，五脏之气皆不足，而阳道[2]不行也。或咳嗽、寒热者，湿热乘其内也。

【注解】

[1] 清肃之气：指肺气。肺合秋，秋令寒凉肃杀，故云。

[2] 阳道：《素问·太阴阳明论》："阳者，天气也，主外。"阳道，指肺吸纳外界清气的道路。

【评议】

"土火木"三脏犯金引起的咳嗽病

肺属金，影响肺金为病者，涉及"土火木"三脏。土生金，土虚不能生金则金病；火克金，火旺乘金则肺病；金克木，木旺可以反侮肺金，凡此三者均可使"清肃之气伤"，从而出现虚证"胸满、少气、短气者"，实证"咳嗽、寒热者"。

1. **土虚不能生金咳嗽** 咳嗽反复发作，迁延日久，气短食少，胸闷胃痞，体倦乏力，时溏，舌苔白腻，脉细滑。治宜培土生金，健脾化浊。药用人参、黄芪、白术、茯苓、白扁豆、甘草、陈皮、制半夏、厚朴、款冬花等。

2. 火旺乘金咳嗽 面赤身热，口干舌红，咳嗽痰黏，不易咳出，失眠心烦，脉数。《黄帝内经》所谓"心咳"，乃心火刑金使然。治用清心火平肺金，药用黄连、山栀、黄芩、桑白皮、百部、白前等。

3. 木火刑金咳嗽 咽喉干苦、呛咳无痰、咳甚面赤、或咳呕胆汁、两胁作痛、舌旁边红，口干、脉弦。治宜佐金平肝法，药黛蛤散、珍珠母、龙胆草、黄芩、桑白皮、地骨皮等。

【医案选录】

杨某，男，90岁。2008年12月27日首诊：咳嗽反复时作，咳声重浊，痰多，痰黏不易咳出。自觉食后不易消化，胃纳可，二便尚调，夜间耳鸣。舌淡胖，苔白腻，脉滑。既往有慢性支气管炎病史多年。测血压（BP）：140/80mmHg。诊断：慢性支气管炎。辨证：肺阴不足，痰湿蕴肺。治拟养阴润肺，化痰止咳。处方：川石斛12g，麦冬12g，玉竹12g，黄芪30g，丹参30g，天麻12g，当归12g，白芍12g，炒白术12g，炙鸡内金12g，苏梗12g，焦楂曲各12g，制半夏12g，陈皮9g，竹茹6g，磁石30g，葛根30g。14剂。

2009年1月17日二诊：诉咳嗽咳痰较前好转，痰色白，咽干不适，时有流涕，纳食尚可，夜寐梦扰，耳鸣好转，食后不易消化症状较前好转。舌淡胖，苔白腻，脉滑。治拟化痰止咳，清热消痰。处方：生麻黄12g，桔梗6g，蝉蜕6g，玉蝴蝶3g，桑叶皮各12g，柴前胡各12g，款冬花9g，炙紫菀12g，川象贝各9g，制半夏12g，鱼腥草30g，滁菊花12g，甘草4.5g。7剂。

2009年1月26日三诊：上症好转，声音不嘶哑，有痰，纳后略胀，夜间口干，苔淡，苔薄，脉弦。治拟：养阴润肺，化痰止咳。处方：南北沙参各12g，天麦冬各12g，川贝母12g，竹茹6g，瓜蒌皮12g，开金锁30g，黄芩12g，制半夏12g，覆盆子15g，续断15g，鱼腥草30g，炒白术12g，枳壳12g。14剂。

2009年4月11日诊：近来消化欠佳腹中略胀，自觉昏昏沉沉，大便每日2～3次夜寐一般，胃纳可。BP：130/70mmHg，HR：72次/min，期前收缩2次/min，舌苔薄，脉细。治拟健脾化湿，理气除胀。处方：

炒白术 12g，制半夏 12g，炙鸡内金 12g，枳壳 12g，木茴香各 6g，焦薏苡仁 30g，山药 30g，扁豆 30g，煨肉果 6g，芡实 30g，青陈皮各 6g，丹参 15g，黄芪 30g，川黄连 6g，炮姜 9g。14 剂。

2009 年 4 月 25 日证情平稳，以上方继续治疗，上方 14 剂。

按语：本证属中医"咳嗽"范畴。《素问·咳论》中已有记载："皮毛先受邪气""五脏六腑皆令人咳，非独肺也"，强调外邪犯肺或脏腑功能失调，病及于肺，均能导致咳嗽。张介宾在《景岳全书》中说："咳嗽之要，止唯二证。何谓二证？一曰外感，一曰内伤而尽之矣。"他还提出治外感咳嗽宜"辛温发散"为主，治内伤咳嗽宜"甘平养阴"为主的治疗原则。

该患者，病程久延，病情反复，年老体衰，脾失健运，聚湿成痰，痰湿上贮于肺，即"脾为生痰之源，肺为贮痰之器"的道理。该患者久咳肺气失宣，肺气亏虚，卫外不固，每遇外邪易引触而发。久则阴伤气耗，肺气虚弱。我在治疗时注重养阴润肺，化痰止咳。石斛、玉竹、南北沙参、天麦冬等均为养阴润肺常用药物，紫菀、款冬花、桑白皮具有止咳平喘之功；开金锁、鱼腥草可消痈排脓。此外，该患者尚存在消化道不适症状，我在治疗时辅以健脾除胀。

咳嗽的病因除外感六淫之邪外，还有脏腑之病气，均可引起肺气不清，失于宣肃，迫气上逆而作咳。正如《医学三字经》所说："肺为五脏六腑之华盖，呼之则虚，吸之则满，只受得本脏之正气，受不得外来之客气，客气干之则呛而咳矣；亦只受得脏腑之清气，受不得脏腑之病气，病气干之，亦呛而咳矣。"

该患者除咳嗽病外，尚存在耳鸣、大便不调、夜寐欠安等其他脏腑病证，在治疗时标本兼顾、寒温并用、药随证变，使得该患者最终证情平稳。（王庆其.杏林散叶——王庆其医话医案集.北京：人民卫生出版社，2011.）

【原文】

所不胜乘之者，水乘木之妄行而反来侮土，故肾入心为汗，入肝为泣，入脾为涎，入肺为痰、为嗽、为涕、为嚏、为水出鼻也。一说下元[1]土盛克水，致督、任、冲三脉盛，火旺煎熬，令水沸腾，而乘脾肺，故痰涎唾出于口也。下行为阴汗[2]，为外肾[3]冷，为足不任身，为脚下隐痛，或水附木势，而上为眼涩，为眵[4]、为冷泪，此皆由肺金之虚而寡于畏也。

【注解】

[1] 下元：下焦元阳，指肾阳。

[2] 阴汗：阴囊出汗。

[3] 外肾：睾丸。

[4] 眵：眼中分泌物。

【评议】

水本生木，这里所说"所不胜乘之者"，是指水旺泛滥的证候。

水旺乘木而妄行；土本克水，水旺而反侮土。肾主水，水旺则泛滥，故"入心为汗，入肝为泣，入脾为涎，入肺为痰、为嗽、为涕、为嚏、为水出鼻也"。若下焦元阳亏虚，土盛克水，水亏火旺，煎熬水液，进而乘袭脾肺，"故痰涎唾出于口也"。肾阳不足，出现阴囊出汗湿冷，足不任身，脚下隐痛等症状，或水附木势，出现"上为眼涩，为眵、为冷泪"，此由肺金虚弱而不能制肝木所致。以上可见，李氏善用五行学说阐述脏腑病机，分析可谓丝丝入扣。

1. **入心为汗** 明代医家李中梓《医宗必读》说："心之所藏，在内者为血，发于外者为汗，汗者心之液也。"临床上心气虚弱则自汗；心阴虚弱则盗汗；心阳暴脱则大汗淋漓。另一方面，汗出过多可以伤及心阳，出现心悸等，严重者可以出现亡阴、亡阳之变。

2. **入肝为泣** 泣即泪。《素问·宣明五气》有"肝为泪"之说。肝属目，泪为目之液。临床治疗眼睛干涩、昏花泪多，或双目红肿疼痛，羞明流泪，或迎风冷泪病等，多不离治肝。

3. **入脾为涎** 脾主涎，临床口角流涎多从脾治疗。

4. **入肺为痰、为嗽、为涕、为嚏** 肺主气的宣发、肃降，肺受邪犯，失于宣肃，初则喷嚏连连，继则为痰、为嗽、为涕。治疗不外乎调节肺气之宣肃。

【医案选录】

2000年5月门诊遇一30余岁男性患者,诉不知何因,口中唾液多,不可自止,虽非大病,十分难受,曾求医多人未果,患者数年前曾患肾结石服我药2次结石消失,特地从远处来医院治疗,查舌体略胖苔腻,余无特殊。脾主涎,涎多为脾病,拟健脾化湿法:炒白术30g,茯苓20g,制半夏20g,甘草4.5g,竹茹6g,砂蔻仁各4.5g,陈皮9g,薏苡仁30g,泽泻12g,苏梗12g,干姜9g,7剂后来诊上述症状消失。

2周后复遇新加坡学生廖某父来诊,患者70岁,1年半前患舌癌手术切除(未做放化疗),3个月后出现口涎增多,晨起尚可,午后为甚,食饭尚可,进粥则剧,冬天重,夏天好一些,口齿不清,生怕流涎,过去有胃及十二指肠溃疡史,现纳好,未见胃病发作,舌歪(手术之故)苔薄脉弦滑,上方加白芍9g,桂枝9g,干姜改6g,7剂。药后稍有好转,原方带回服一段时间。(王庆其.杏林散叶——王庆其医话医案集.北京:人民卫生出版社,2011.)

【原文】

夫脾胃不足皆为血病,是阳气不足,阴气有余,故九窍不通,诸阳气根于阴血中,阴血受火邪则阴盛,阴盛则上乘阳分,而阳道不行,无生发升腾之气也。夫阳气走空窍[1]者也,阴气附形质者也。如阴气附于土,阳气升于天,则各安其分[2]也。

【注解】

[1]空窍:指眼、耳、口、鼻诸窍。

[2]各安其分:分,范围的意思,各安其正常生理活动的范围。

【评议】

"九窍不通"为病,从脾胃论治

脾胃属土,脾为阴土,得阳始运;胃为阳土,得阴始润,阴阳之间,互根互用。人体阳气根于阴血之中,阴血得阳气而生发。《黄帝内经》云"清阳出上窍",上窍包括眼、耳、口、鼻诸窍,皆赖阳气温煦才能维护其功能。脾胃化生水谷精气及精血津液，脾胃不足不能生化气血，故为"血病"；阳气来自水谷精气，阳气虚则"九窍不通"。东垣告诉我们，临床凡"血病"及"九窍不通"为病，均可从脾胃论治，或健脾以生化气血，或建中以鼓舞阳气，润泽九窍。

按语：

【原文】

今所立方中，有辛甘温药者，非独用也，复有甘苦大寒之剂，亦非独用也。以火酒二制[1]为之使，引苦、甘、寒药至顶，而复入于肾肝之下，此所谓升降浮沉之道，自耦而奇，奇而至耦[2]者也。泻阴火[3]，以诸风药升发阳气，以滋肝胆之用，是令阳气生，上出于阴分，末[4]用辛甘温药接其升药，使大发散于阳分，而令走九窍也。经云："食入于胃，散精于肝，淫气于筋。食入于胃，浊气归心，淫精于脉，脉气流经，经气归于肺，肺朝百脉，输精于皮毛。毛脉合精，行气于腑。"且饮食入胃，先行阴道，而阳气升浮也，浮者阳气散满皮毛，升者充塞头顶，则九窍通利也。

【注解】

[1]火酒二制：指主方补脾胃泻阴火升阳汤中黄芩、黄连二味用酒炒制。

[2]奇而至耦：制方药味单数曰奇，所谓"阳分奇"；制方药味双数曰耦，所谓"阴分耦"。

[3]阴火：李东垣说："既脾胃气衰，元气不足，而心火独盛。心火者，阴火也，起于下焦，其系系于心。"即指由饮食劳倦或七情所伤，病机关于心肾的邪火。

[4]末：最后。

【评议】

补脾胃泻阴火升阳汤的配伍曲尽"升降浮沉之道"

东垣所立主方补脾胃泻阴火升阳汤中用参、芪、术、草辛甘温养补气；配黄芩、黄连、石膏苦寒与甘寒之品，其中芩、连二味苦寒沉降，用酒炒制有引药上行之功，曲尽"升降浮沉之道"；再佐以柴胡、升麻升发阳气，令走九窍。治疗由饮食劳倦损伤脾胃，火郁发热。人体阳气，主升发、温煦、气化作用。若因饮食劳倦损伤脾胃，阳气不足，或为外邪约束，阳气不得舒展，郁而发热，用补脾胃泻阴火升阳汤补益脾胃、升发阳气、苦寒降火，匠心独运。

我师裘沛然教授治疗疑难杂症积有许多经验，其中对某些病机表现为气血同病、寒热错综、虚实夹杂、病邪深痼的病证，常采用大方复治的方法，即广集寒热温凉气血攻补之药于一方，以取药性之相逆相激、相反相成的作用，常收到出奇制胜的疗效。"大方复治"法对某些疑难危重病证的治疗，确有很好的疗效。所谓"反激逆从"，就是用性味、功效或作用趋势相反的药物进行巧妙的配伍，从而激发出新的治疗效应。

1. **敛散同用** 敛，指收敛耗散之阳气阴津；散，指解散邪气。敛散同用法适用于正虚邪恋的复杂病情。例如，慢性咳喘病，肺气已虚，伏饮留恋，或又复感新邪，此时，先生常仿仲景小青龙汤法，用麻黄、桂枝、细辛宣散在表之邪。以细辛、干姜散寒蠲饮，配合五味子、诃子、白果等收敛耗散之肺气，两者一散一收，使邪气去而肺气和。

2. **润燥互用** 即以辛香苦燥药与阴柔滋润之品合用，适用于湿滞不化而阴津已伤之证。症见口苦而黏，燥渴欲饮，苔厚腻黏着或如积粉堆砌，舌质干燥少津。此时若单用辛燥则津益伤，专以滋阴则湿愈滞，唯有润燥互用，可令湿化津复。先生常选生地、熟地、天冬、麦冬、芦根、玉竹与苍术、厚朴、陈皮、半夏等相佐应用，可收殊功。盖湿乃浊邪，其性黏滞，若阴亏之体感染湿邪，或湿郁化热伤津，遂成湿滞津亏之证。用养阴生津药后，津润液充则胶痼之邪浮游，再佐以化湿之品，俾邪去津复。

3. **寒热并投** 临床所见一些疑难病症其病机属纯寒纯热者较少，而以寒热错杂者为多，此乃阴阳互根，寒热转化之理。如慢性肾炎伴慢性肾功能不全者，多因病邪久羁，阳气被戕，阳虚而生内寒；另一方面，余邪热毒蕴结未消，盘踞下焦，证见寒热兼夹。欲补阳者必益其阴，无阴则阳无以化；阳气得振则浊邪潜消，再佐清泄，其效益著。

先生选用附子、肉桂、淫羊藿、巴戟肉、肉苁蓉、补骨脂、生地、熟地、山茱萸、黄柏、黄连、半枝莲、知母、漏芦、泽泻等，阴阳寒热并调，每多建功。

4. **补泻互寓**　秦伯未曾云："治内伤于虚处求实，治外感于实处求虚，乃用药之矩矱"，无论外感或内伤，病经迁延，证见病邪内蕴与正气削伐并存，属本虚标实者多。故补泻兼施几乎是治疗疑难杂症的通则；治疗时根据虚实之多少又有"寓补于泻"及"寓泻于补"之殊。如先生治肝硬化常取大黄䗪虫丸、一贯煎、当归六黄汤三方运筹变化。大黄䗪虫丸在大队活血行瘀药中佐以地黄，此"寓补于泻"；一贯煎在多味滋阴养血药中伍入川楝子，乃"寓泻于补"；当归六黄汤补气养血与清热解毒并重，宜用于治疗肝硬化，别开蹊径。临床应用时按邪正盛衰的具体情况，三方参伍，消息进退，收到较好疗效。

5. **动静结合**　人身本乎阴阳，阴阳见乎动静。动静合宜，气血和畅；动静失调，气血乖乱。故凡治病用药，必须把握动静变化。先生善用炙甘草汤治疗心肌炎后遗症及各类心律失常。是方在益气养血滋阴药中辅以桂枝、生姜温经通脉，乃静中佐动，故知仲景这方寓有深意；先生还加入丹参一味，通行血脉，使之相得益彰；若气虚明显，再加大剂黄芪，所谓"大气一转，其气乃散"。

总之，处方用药配伍变化甚多，奥妙无穷，概而言之不外乎"升降浮沉之道"。

【医案选录】

某男童，14岁。以高热腹痛，赤白痢下伴里急后重起病，前医选用木香槟榔，荆防败毒、白头翁及芍药等汤方不应，病情迁延两周，邀先生往诊。患者痢下频数，日解二三十次，神志时清时昧，精神萎靡，但欲寐状，身有微热，手足厥冷，脐腹时痛，小便赤涩，谷食不进；舌质嫩、苔黄；脉微细欲绝。此由先伤生冷，复感湿、热疫毒，留滞肠中，寒热交迫，气血俱伤，邪毒鸱张，阴液亏损，中土急败，肾阳式微、元气呈欲脱之状。证情危笃，拟攻补寒热兼施，用大方复治。药用党参24g，黄芪40g，茯苓15g，生甘草12g，熟地黄40g，当归20g，川芎12g，阿胶12g，白芍20g，熟附子15g，官桂6g，干姜15g，黄芩20g，黄连6g，黄柏15g，车前子12g，泽泻12g，滑石15g，木香15g，槟榔12g，生大黄10g，芒硝9g，诃子肉15g，补骨脂12g，乌梅12g。上药水煎2次，和匀后浓煎成2小碗，分3次饮服。患者服1剂后神志转清，痢下减半，腹痛缓解，手足微温。病有转机，药已对证，原方续服1剂。药后精神渐振，痢下二三次，腹痛除，小便清，身热去，手足温，欲思食，脉来有神，苔薄微腻。此乃积滞去，阳气回，阴津渐复，证入坦途。改投香砂六君子汤加熟地黄、干姜。5剂后精神振，二便调，欲食如常，病体基本康复。

按语：此病属疫毒痢，由热毒壅滞肠道，燔灼气血，阴阳两损，正不胜邪所致。前医虽用治痢常方，然药轻病重，邪炽而正气欲溃，病情复杂危重。此时若用单一的治法，必难任艰巨，恐变生于俄顷。先生针对病机选用黄芪、党参茯苓、甘草补气健脾；熟地、阿胶养阴补血；附子、官桂、干姜回阳救逆；黄芩、黄连、黄柏清热解毒；车前子、泽泻、滑石利湿泄浊；木香槟榔与当归川芎同用，既行气又调血；大黄、芒硝荡涤积滞，佐芍药则破积通便之力更巨。按芍药功用自《神农本草经》及历代药籍所载，均有通泄之功，故仲景以芍药、大黄二药并用，与后人芍药为"敛"药者有明显出入。方中诃子、乌梅则有敛阴止泻之功。是方温清并用，敛泄共投，攻补兼施，气血阴阳并调，且药味多达25味，似乎庞杂。但药味虽多，法度分明，杂而有章；更重要的是其切中病机，因而在较短时间内邪毒去而泻痢止，阳回津复，重危之病迅即向愈。[王庆其，裘沛然．大方复治，反激逆从．中国医药学报，1993，8（5）：42-44.]

【原文】

若饮食不节，损其胃气，不能克化[1]，散于肝，归于心，溢于肺。食入则昏冒[2]欲睡，得卧则食在一边[3]，气暂得舒，是知升发之气不行者此也。经云："饮入于胃，游溢精气，上输于脾，脾气散精，上归于肺。"病人饮入胃，遽觉[4]至脐下，便欲小便，由精气不输于脾，不归于肺，则心火上攻，使口燥咽干，是阴气大盛，其理甚易知也。况脾胃病则当脐有动气，按之牢若痛，有是者乃脾胃虚，无是则非也，亦可作明辨矣。

【注解】

［1］克化：消化。

［2］昏冒：头昏眼花。

［3］一边：暂时停留，不被消化的意思。

［4］遽觉：忽然感觉。

【评议】

辨饮食不节引起脾胃病的症状

如果饮食不加节制，损伤胃气，食物不能消化，则水谷精微就不能布散于肝，输注于心，流溢于肺，以致产生疾病。李东垣于此处指出，伤食与伤饮的症状有所差异。食在胃中，若不消化，停滞于内，就会导致胃中升发之气不畅行，出现头昏眼花，疲乏欲睡等症。饮入胃中，若不能转输于脾，散布于肺，就会导致心火上攻，出现口燥咽干等症。

【原文】

脾胃不足，是火不能生土而反抗拒，此至而不至，是为不及也。

白术（君）　　人参（臣）　　甘草（佐）　　芍药（佐）

黄连（使）　　黄芪（臣）　　桑白皮（佐）

诸风药皆是风能胜湿也，及诸甘温药亦可。

心火亢盛，乘于脾胃之位，亦至而不至，是为不及也。

黄连（君）　　黄柏（臣）　　生地黄（臣）　　芍药（佐）

石膏（佐）　　知母（佐）　　黄芩（佐）　　甘草（佐）

肝木妄行，胸胁痛，口苦舌干，往来寒热而呕，多怒，四肢满闭，淋溲便难，转筋，腹中急痛，此所不胜乘之也。

羌活（佐）　　防风（臣）　　升麻（使）　　柴胡（君）

独活（佐）　　芍药（臣）　　甘草（臣）　　白术（佐）

茯苓（佐）	猪苓	泽泻（佐）	肉桂（臣）
藁本	川芎	细辛	蔓荆子
白芷	石膏	黄柏（佐）	知母
滑石			

肺金受邪，由脾胃虚弱不能生肺，乃所生受病也。故咳嗽、气短、气上，皮毛不能御寒，精神少而渴，情惨惨[1]而不乐，皆阳气不足，阴气有余，是体有余而用不足也。

人参（君）	白术（佐）	白芍药（佐）	橘皮（臣）
青皮（以破滞气）	黄（臣）	桂枝（佐）	桔梗（引用）
桑白皮（佐）	甘草（诸酸之药皆可）	木香（佐）	槟榔
五味子（佐，此三味除客气）			

【注解】

[1] 惨惨：憔悴、忧郁。

【评议】

一、脾胃不足，火不能生土

《黄帝内经》有"阳化气，阴成形"之说。明代医家张介宾："阴不可以无阳，非气无以生形也；阳不可以无阴，非形无以载气也"，"阴阳二气，最不宜偏，不偏则气和而生物，偏则气乖而杀物"。脾胃不足，火不能生土，阳不能化气，气化不足，食而不化，形成消化不良。

二、肺金受邪，脾胃虚弱不能生肺

土不生金，"故咳嗽、气短、气上，皮毛不能御寒，精神少而渴"，治疗当以培土生金法。现代临床治疗慢性阻塞性肺疾病稳定期采用健脾和胃佐以祛痰浊法，痰是慢性阻塞性肺疾病的重要病理产物和致病因素，且易使慢性阻塞性肺疾病病程缠绵。此期注重调理脾胃，杜绝生痰之源，调养胃纳，培补后天。临床辨证常用加味保和丸、香砂养胃丸等中成药，或中药汤剂辨证治疗。（金实. 中医内伤杂病临床研究. 北京：人民卫生出版社，2009.）

【医案选录】

张某，女，18岁。自幼懦弱，身体颀长，皮肤白皙，来诊时诉食欲不振，嗳气，腹胀，虽知饥饿得食早饱，大便不畅，形体消瘦，体质甚差，不耐寒温，平素多感冒，经常因病而辍学，羔起近2年，久治罔效。不久前在外院做X线钡剂造影，拟诊"功能性消化不良"。平时经常服用酵母片、多酶片、复合维生素等，证情时轻时重。诊肢冷，苔薄白微腻，脉来细濡。中医诊断"胃痞"。此脾虚不健，运化失职，治宜健脾和胃，理气宽中。药用：黄芪20g，党参12g，炒白术12g，焦米仁12g，茯苓12g，甘草4.5g，制半夏12g，紫苏梗12g，炙鸡内金12g，炒枳壳12g，焦楂曲各12g，制大黄6g，大枣7枚。

此方加减，治疗30天后，证情有所缓解，大便2日一解，食欲增，嗳气减，精神爽。但近因饮食油腻荤腥而证复如故，胃脘隐隐作痛，食后中上腹痞满不解，按之濡，食纳减。因思《黄帝内经》有"阳化气"之句，考虑患者久病阳气不足，"无火无以熟谷"，乃取上法佐以温暖胃阳之品，补火以生土，化气促健运。方用：党参12g，焦白术12g，熟附块9g，肉桂3g（后下），炙鸡内金12g，炒莱菔子12g，焦山楂12g，炒枳壳12g，木茴香各9g，炒蟾皮9g，陈皮9g，荜澄茄9g，甘草4.5g，制半夏12g。

7剂后，早饱、脘胀、嗳气、隐痛等明显缓解。药已对症，不必更张，在以后的治疗过程中曾先后用过大腹皮、香橼皮、炒谷麦芽、旋覆花、代赭石、麻仁等药物。前后调治4月左右，症状基本消失，偶尔因天气变异或饮食不慎出现小反复，继进原法化裁，证情基本康复，形体渐丰，神色转佳，可以胜任学习任务。

按语：人体饮食的消化过程，赖气化以健运，有形食物之腐熟、消化、吸收、转输无不赖阳气之蒸腾和推动，"少火之气壮"，食得阳助而消化。本案先投健运脾胃方药，症虽减轻而不尽如人意，伍以助阳化气之附桂，补火以生土，病即出现转机，也许这是取效之关键，守法调治而收全功。（王庆其.黄帝内经临证发微.北京：人民卫生出版社，2019.）

【原文】

肾水反来侮土，所胜者妄行也，作涎及清涕，唾多、溺[1]多而恶寒者是也。土火复之，及三脉为邪，则足不任身，足下痛不能践地，骨之无力，喜睡，两丸[2]冷，腹阴阴[3]而痛，妄闻、妄见，腰脊、背胛皆痛。

干姜（君）　白术（臣）　苍术（佐）　附子（佐炮，少许）
肉桂（佐，去皮，少许）　川乌头（臣）　茯苓（佐）
泽泻（使）　猪苓（佐）。

【注解】

[1] 溺：音yì"义"，同尿。
[2] 两丸：即睾丸。
[3] 阴阴：即隐隐。

【评议】

肾水反来侮土的症状

脾土虚弱，肾水反侮脾土，以致肾水妄行，入于脾则口涎流出，入于肺则有清涕，入于肾则唾液多、尿多；怕冷者，是真阳衰微之征。若阴火偏旺，复乘脾土，以致冲、任、督三脉受邪，则表现为两足痿软无力，不能支持躯体，足疼不能踩地，精神困倦嗜睡，睾丸冷感，腹部隐痛，幻听、幻视，腰脊、肩胛疼痛等症。用药上，君以干姜温中化饮，回阳通脉；臣以白术运脾燥湿化浊，川乌头温经除湿止痛；佐以附子、肉桂补火助阳散寒，苍术、茯苓、猪苓健脾除湿制水；使以泽泻利水渗湿。

【原文】

夫饮食入胃，阳气上行，津液与气入于心，贯于肺，充实皮毛，散于百脉。脾禀气于胃，而浇灌四旁，荣养气血者也。今饮食损胃，劳倦伤脾，脾胃虚则火邪乘之而生大热，当先于心分补脾之源。盖土生于火，兼于脾胃中泻火之亢甚，是先治其标，后治其本也。且湿热相合，阳气日以虚，阳气虚则不能上升，而脾胃之气下流，并于肾肝，是有秋冬而无春夏。春主升，夏主浮，在人则肝心应之。弱则阴气盛，故阳气不得营，经云：阳本根于阴，惟泻阴中之火，味薄风药，升发以伸阳气，则阴气不病，阳气生矣。传云："履端于始，序则不愆"，正谓此也。

《四气调神大论》云："天明则日月不明，邪害空窍，阳气者闭塞，地气者冒明，云雾不精，则上应白雾不下。"在人则缘胃虚，以火乘之。脾为劳倦所伤，劳则气耗，而心火炽动，血脉沸腾，则血病，而阳气不治，阴火乃独炎上，而走于空窍，以至燎于周身，反用热药以燥脾胃，则谬之谬也。

胃乃脾之刚，脾乃胃之柔，表里之谓也。饮食不节，则胃先病，脾无所禀而后病；劳倦则脾先病，不能为胃行气而后病。其所生病之先后虽异，所受邪则一也。胃为十二经之海，十二经皆禀血气，滋养于身，脾受胃之禀，行其气血也。脾胃既虚，十二经之邪，不一而出。假令不能食而肌肉削，乃本病也。其右关脉缓而弱，本脉也。而本部本证脉中兼见弦脉，或见四肢满闭，淋溲便难，转筋一二证，此肝之脾胃病也，当于本经药中加风药泻之。本部本证脉中兼见洪大，或见肌热、烦热、面赤而不能食，肌肉消一二证，此心之脾胃病也，当于本经药中加泻心火之药。本部本证脉中兼见浮涩，或见气短、气上、喘咳、痰盛、皮涩一二证，此肺之脾胃病也，当于本经药中兼泻肺之体，及补气之药。本部本证脉中兼见沉细，或见善恐欠[1]之证，此肾之脾胃病也，当于本经药中加泻肾水之浮，及泻阴火伏炽之药。

【注解】

[1] 欠：哈欠。

【评议】

脾胃兼夹五脏之病的病候及治疗

李东垣认为，五脏以脾胃为化源，故脾胃虚弱可以波及五脏，或五脏病变可以影响脾胃，从而出现脾胃兼夹五脏之病，并提出其临床表现及诊治原则。

1. **脾胃本病** 由脾胃本脏之气虚弱，失于健运，故不能食，脾主四肢，脾虚不能化生水谷精微，营养四肢，故肌肉削，其右关脉缓而弱。治宜补气健脾，启脾醒胃。药用黄芪、人参、白术、茯苓、甘草、大枣、炒谷麦芽等。

2. **肝之脾胃病** 即在脾胃病中兼有肝气相犯，令肝脾失和，出现右关脉缓弱中"兼见弦脉"以及"四肢满闭，淋溲便难，转筋"等症。治宜调肝和脾，"当于本经药中加风药泻之"，药用柴胡、黄芩、白芍、天麻、枸橘李、制香附、白术、茯苓、甘草等。

3. **心之脾胃病** 即在脾胃病中兼有心火内盛，出现右关脉缓弱中"兼见洪大，或见肌热、烦热、面赤而不能食，肌肉消"等症。治宜健脾药中"加泻心火之药"，药用黄芪、人参、白术、茯苓、黄连、黄芩、山栀、炒谷麦芽等。

4. **肺之脾胃病** 即在脾胃病中兼有肺气上逆之症，出现右关脉缓弱中"兼见浮涩，或见气短、气上、喘咳、痰盛、皮涩"等症。治宜健脾药中加"泻肺之体，及补气之药"。药用黄芪、人参、白术、茯苓、桑白皮、黄芩、百部、苏子、杏仁、厚朴、制半夏、陈皮等。

5. **肾之脾胃病** 即在脾胃病中兼有肾虚"阴火伏炽"之症，出现右关脉缓弱中"兼见沉细，或见善恐欠之证"。治宜健脾药中兼加"泻肾水之浮，及泻阴火伏炽之药"。药用黄芪、人参、白术、茯苓、黄柏、泽泻、知母、山茱萸、猪苓、车前子等。

【医案选录】

何某，男，58岁。2004年11月4日初诊：患者有胃病史近5年，近半年来食管中段隐痛，有烧灼感，嗳气反酸频作，鼻腔干燥，纳眠尚可。舌苔薄腻，脉弦滑。外院胃镜示：慢性糜烂性胃炎伴胆汁反流性食管炎。中医辨证：肝胆脾胃不和。治拟辛开苦降，调肝和胃。处方：旋覆梗15g，代赭石30g，制半夏12g，苏梗12g，姜竹茹4.5g，枳壳12g，路路通15g，川黄连4.5g，蒲公英30g，郁金12g，香橼12g，炒白术12g，7剂。

二诊（12月16日）：患者自服上方40剂后诉证情好转，诸症均有减轻，嗳气偶作，大便干结。舌质红，中有裂纹，脉滑数。再以上方加减。处方：川黄连6g，黄芩12g，旋覆梗15g，竹茹6g，枳壳15g，煅瓦楞30g，苏梗15g，炒白术12g，香橼皮15g，焦楂曲各12g，炙鸡内金12g，木香9g，麻仁30g，瓜蒌仁30g，7剂。

三诊（2005年1月20日）：上方连服至今，症状已基本消失，偶有胃脘不适，嗳气，舌质黯淡，苔薄。继以前法调治。柴胡12g，制半夏12g，黄芩12g，川黄连4.5g，芙蓉叶12g，延胡索12g，旋覆梗12g，苏梗12g，炒白术12g，煅瓦楞30g，制香附12g，木茴香各6g，枳壳12g，竹茹4.5g，白花蛇舌草30g，14剂。随访诸症稳定，偶有反复，原方再服即能平复。

按语：胃食管反流病总由肝胆脾胃不和，气机升降失常所致。《灵枢·四时气》说："邪在胆，逆在胃，胆液泄则口苦，胃气逆则呕苦，故曰呕胆。"胆属木，木能疏土，胆汁之疏泄，有助于脾胃的消化、运输。邪侵胆则逆在胃，令胃气上逆，胆热则液泄，使人口苦呕逆。吴鞠通有"治中焦如衡，非平不安"之说。平则协调无恙，不平则病。具体采用辛开苦降法为主，本例综合了半夏泻心汤、旋覆代赭汤、橘皮竹茹汤等方剂，加减变化，调遣方药。药证合拍，则疗效显著，诸症均瘳。（王庆其.杏林散叶——王庆其医话医案集.北京：人民卫生出版社，2011.）

【原文】

经云："病有逆从，治有反正。"除四反治法，不须论之。其下云："惟有阳明、厥阴不从标本，从乎中也。"其注者，以阳明在上，中见太阴，厥阴在上，中见少阳为说，予独谓不然，此中，非中外之中也，亦非上中之中也，乃不定之辞，盖欲人临病消息，酌中用药耳。以手足阳明、厥阴者，中气也，在卯酉之分，天地之门户也。春分、秋分，以分阴阳也，中有水火之异者也。况手厥阴为十二经之领袖，主生化之源；足阳明为十二经之海，主经营之气，诸经皆禀之。言阳明、厥阴与何经相并而为病，酌中以用药，如权之在衡[1]，在两、则有在两之中，在斤，则有在斤之中也。所以言此者，发明脾胃之病，不可一例而推之，不可一途而取之，欲人知百病皆由脾胃衰而生也，毫厘之失，则灾害立生。假如时在长夏，于长夏之令中立方，谓正当主气[2]衰而客气[3]旺之时也，后之处方者，当从此法，加时令药，名曰补脾胃泻阴火升阳汤。

【注解】

[1] 如权之在衡：衡，秤杆；权，秤锤。权衡，衡量轻重的意思。

[2] 主气：相对于客气，主司一年的正常气候，也叫主时之气，即春夏秋冬正常的节气。

[3] 客气：相对于主气，也叫加临之气，即风寒暑湿燥火六气加临的非时之气。

【评议】

百病皆由脾胃衰而生，治病当权衡时令消息

《素问·至真要大论》有"阳明、厥阴不从标本，从乎中也"之说。一般对"中"的解释"以阳明在上，中见太阴，厥阴在上，中见少阳为说"；李氏认为，"此中，非中外之中也，亦非上中之中也，乃不定之辞，盖欲人临病消息，酌中用药耳"。百病皆由脾胃衰而生，治病当权衡时令消息，即根据具体情况斟酌"加时令药"。

我们在治疗脾胃病的临床实践中注意到，上海地区梅雨季节湿气偏盛，每见舌苔厚腻，胸脘痞闷，肢体倦怠，食欲不振，用药时多用芳香化湿辟浊之品，如苍白术、藿香、佩兰、薏苡仁、制半夏、黄连、陈皮、茯苓、泽泻等；至盛夏则多暑热伤及气阴之证，药用生地、石斛、玉竹、麦冬、沙参、党参、荷叶、藿香、佩兰等；秋冬季节，天气逐渐寒冷，多用甘温之剂，如党参、黄芪、白术、甘草、桂枝等。尤其在季节交换时间，如二分、二至，脾胃病最容易发作，结合时令用药更加重要。

【医案选录】

曾治一女性糖尿病患者，恙起年余，用中西医药治而少效，近查血糖 9.3mmol/L。根据以往"经验"，投经药理实验证实具有降糖作用的生地、葛根、元参、麦冬、地骨皮、黄芪、黄精、花粉、决明子，佐以丹参、桃仁、赤芍等，服用匝月，复查血糖竟达 12.5mmol/L，且病人自诉药后纳谷不馨，肢体沉重乏力，口苦舌腻。于是重新审证，追询病史，患者形丰体胖，喜食油腻肥甘，平素有骨节酸楚，遇季节转换则证情加剧。近恰值长夏时令，阴雨霏霏，湿浊弥漫，浸淫困顿于痰湿之体，复因滥施甘寒滋腻之品，浊邪胶着，脾运失健则纳呆，湿滞络脉则身重。遂改投化湿辟浊、转旋枢机法，药用苍术、米仁、制半夏、藿香、佩兰、砂仁、陈皮、白术、茯苓、猪苓、通草、厚朴、枳壳，7剂后纳谷转馨，口苦舌腻改善，乏力身重好转，继上方减其制，治疗1月，复查血糖为6.5mmol/L，自觉症状消失，嘱适当控制饮食，再用健脾消守兼顾，经复查血糖达正常范围。

【原文】
补脾胃泻阴火升阳汤

柴胡一两五钱　炙甘草　黄芪（臣）　苍术（泔浸[1]，去黑皮切作片子，日曝干，锉碎炒）羌活已上各一两　升麻八钱　人参（臣）　黄芩已上各七钱　黄连（去须，酒制炒，为臣、为佐）五钱　石膏少许（长夏微用，过时，去之，从权）

上件㕮咀[2]，每服三钱，水二盏，煎至一盏，去粗，大温服；早饭后、午饭前，间日服。服药之时宜减食、宜美食；服药讫，忌语话一二时辰许及酒、湿面、大料物[3]之类，恐大湿热之物复助火邪，而愈损元气也。亦忌冷水及寒凉、淡渗之物及诸果，恐阳气不能生旺也。宜温食及薄滋味，以助阳气。大抵此法此药，欲令阳气升浮耳。若渗泄淡味，皆为滋阴之味，为大禁也。虽然亦有从权而用之者，如见肾火旺及督、任、冲三脉盛，则用黄柏、知母酒洗讫，火炒制加之。若分两则临病斟酌，不可久服，恐助阴气而为害也。小便赤或涩当利之，大便涩当行之，此亦从权也。得利则勿再服，此虽立食禁法，若可食之物一切禁之，则胃气失所养也，亦当从权而食之，以滋胃也。

【注解】

［1］泔浸：用淘米水。

［2］㕮咀：咬细，表示切碎的意思。

［3］大料物：指大茴香、花椒、桂皮等香料。

【评议】

补脾胃泻阴火升阳汤的组方意义

补脾胃泻阴火升阳汤的立方充分反映了李东垣的学术思想，李氏认为内伤脾胃，百病由生。"饮食劳倦，喜怒不节，始病热中"，此"热中"即由"阴火"所致。"阴火"产生的原因是脾胃虚损，阳气不升，伏化阴火；或由津伤血弱，内燥化火；或谷气下流，湿火结合；或因心君不宁，化而为火。总之，"阴火"是由气火失调所致，元气不足，阴火亢盛；元气充盛，阴火内敛。根据上述思想，本方用柴胡、升麻升发阳气；人参、炙甘草、黄芪、苍术健补脾胃；羌活发散郁火；黄芩、黄连、石膏清其内热。全方标本兼治，祛邪和扶正合用，辛散与苦降并投，达到补益脾胃、升发元气、潜降阴火的目的。对由劳倦内伤所致的发热，颇为合证。

临床常见的复发性口腔溃疡，其特点是反复发作，每由劳累过度而复发，人皆称"火"，其实火可以分实火与虚火，虚火又应分阴虚内热所致和劳伤引起的"阴火"。实火应该清热解毒，五味消毒饮、承气汤之类；阴虚内热应滋阴降火，知柏地黄丸、大补阴丸之类；"阴火"用东垣补脾胃泻阴火升阳汤最为合拍。我在临床中有时在上方基础上加入肉桂、附子之类，取其相反相成，或佐以有利九窍作用的细辛，疗效满意。

【医案选录】

潘某，女，64岁，2013年5月18日诊。患者满口溃疡4年余，当地医院口腔科诊断为"扁平苔藓"，中西药治疗效果不尽如人意。其慕名专程从广东来沪求治。刻下观口腔满口溃疡，靠近口唇溃疡明显，口腔内部疼痛，不能进硬食，只能进食稀饭，十分痛苦，平素怕冷。曾经服知柏地黄丸、二地汤等治疗，效果不明显。患者有尿失禁史，经治疗后好转。形体消瘦，气色不华，伸舌不方便，苔白腻，脉细无力。此病情复杂，治疗宜健脾补气温阳、清热凉血解毒。处方：黄芪30g，太子参20g，升麻30g，细辛9g，苦参12g，生地黄12g，熟地黄12g，熟附片9g，肉桂3g，炒白术12g，茯苓15g，珍珠母30g，连翘12g，胡黄连9g，藿梗12g，苏梗12g，生甘草6g，生石膏30g。7剂。

二诊：2013年5月25日。口唇红肿较前自觉好转，局部稍有改善，口腔边仍疼痛，服药后腹泻呈水样，每天1~3次，昼夜多汗，口唇周围痒，咽干痒，口水、泪水分泌多。法不变，药微调，再进。处方：生黄芪40g，炒白术30g，生甘草6g，生石膏20g，苦参10g，细辛6g，珍珠母30g，升麻20g，玉竹15g，熟薏苡仁30g，蒲公英20g，法半夏12g，藿梗12g，苏梗12g，煅龙骨30g，煅牡蛎30g，熟附片6g，胡黄连6g。7剂。另用锡类散，5支，盐水洗后外敷；再用75%甘油涂口唇处。

三诊：2013年6月1日。口腔局部明显好转，仍轻微痛、唇干，无红肿，嘱用甘油搽抹口唇，饮食较前好转，咽痛，汗多，大便正常，无腹痛腹泻。舌淡边有齿痕，苔白中有裂纹。证似有转机，当击鼓再进。上方去煅龙骨、煅牡蛎，加瓜蒌皮12g，款冬花9g，川石斛12g。7剂。

四诊：2013年6月8日。口唇局部已基本正常，无结痂等，患者仍自觉两颊痛、汗出，偶有咳嗽，耳鸣，气色好转，口干。舌淡苔干呈粉样，脉细。处方：黄芪40g，炒白术30g，薏苡仁30g，熟附片6g，细辛6g。升麻20g，白及片12g，珍珠母30g，胡黄连9g，生甘草6g，连翘12g，川石斛12g，藿梗12g，苏梗12g，茯苓15g，炙紫菀15g，炒麦芽15g，炒谷芽15g。7剂。

五诊：2013年6月15日。外唇已恢复正常，患者自觉上下唇中部轻微疼痛，喉中梗阻感，吞咽有痛感，干咳，少痰，汗出好转，仍有汗出，脸色晦黯，小便偶有失禁。舌淡红苔白，脉细。症情明显好转，效不更方。上方加淫羊藿15g，怀牛膝15g，川续断12g。后续服中药月余，诸证得解。

按语：一般认为，口腔溃疡与"火"有关。我认为，"火"分阳火、阴火。阳火宜清，大多为肺胃之火。阴火有两种，一是阴虚火旺之火；一是李东垣所说的由脾胃气虚，内生的阴火。本案诊断口腔扁平苔藓，病情较复杂，属阴阳气血皆虚，同时伴有阴火。故治疗重用补气健脾的黄芪、白术，旨在托疮生肌；加入珍珠母、白及可加强生肌作用；清火用连翘、苦参、升麻、生甘草、石膏等；本案用升麻与细辛，苦寒与辛热的附桂相配伍以起到相反相成的作用。对于疑难杂症不可用单一思路拟方，因为其病机往往虚实兼夹，寒热并存，故立方经常采用相激相成的方法，出奇制胜。（王庆其. 杏林散墨：王庆其医论医案集. 北京：中国中医药出版社，2016.）

肺之脾胃虚论

【原文】

脾胃之虚，怠惰[1]嗜卧，四肢不收。时值秋燥令[2]行，湿热少退，体重节痛，口苦舌干，食无味，大便不调，小便频数，不嗜食，食不消，兼见肺病，洒淅[3]恶寒，惨惨不乐，面色恶[4]而不和，乃阳气不伸故也，当升阳益胃，名之曰升阳益胃汤。

升阳益胃汤

黄芪二两　人参（去芦）　半夏（汤洗，此一味，脉涩者宜用）　甘草（炙）已上各一两．白芍药　防风（以其秋旺故以辛温泻之）　羌活　独活　已上各五钱　橘皮（不去瓤）四钱　茯苓（小便利不渴者勿用）　泽泻（不淋勿用）　柴胡　白术　已上各三钱　黄连二钱

何故秋旺用人参、白术、芍药之类反补肺？为脾胃虚则肺最受病，故因时而补，易为力也。

上㕮咀。每服三钱，生姜五片，枣二枚去核，水三盏，同煎至一盏，去粗，温服，早饭、午饭之间服之。禁忌如前，其药渐加至五钱止。服药后，如小便罢[5]而病加增剧，是不宜利小便，当少去

茯苓、泽泻。若喜食，初一二日不可饱食，恐胃再伤，以药力尚少，胃气不得转运升发也。须薄滋味之食或美食，助其药力，益升浮之气而滋其胃气也，慎不可淡食[6]以损药力，而助邪气之降沉也。可以小役[7]形体，使胃与药得转运升发，慎勿大劳役，使气复伤。若脾胃得安静尤佳，若胃气少觉强壮，少食果，以助谷药之力。经云"五谷为养，五果为助"者也。

【注解】

[1]怠惰：疲乏懒动。

[2]燥令：秋季时令，气候干燥叫燥令。

[3]洒淅：怕冷战栗状。

[4]面色恶：面色不好看。

[5]小便罢：小便解完了。

[6]淡食：缺乏营养的食物。

[7]小役：轻微的体力活动。

【评议】

升阳益胃汤的组方意义

升阳益胃汤主治肺之脾胃虚证。所谓肺之脾胃虚证即素体"脾胃之虚"，"兼见肺病"。脾胃气虚，表现为怠惰嗜卧，四肢不收。又值秋燥时令，初秋时长夏余湿未尽，症见"湿热少退，体重节痛，口苦舌干，食无味，大便不调，小便频数，不嗜食，食不消"等。秋令阳气潜降不伸，脾虚之体肺卫容易感染寒邪，多见肺病，出现"洒淅恶寒，惨惨不乐，面色恶而不和"等。方中用黄芪、人参、白术、甘草（炙）补益脾胃，治其本；半夏、茯苓、泽泻、橘皮、黄连，清化湿热，乃结合时令特点用药；柴胡、防风、羌活升发阳气，疏解表寒；独活、白芍药缓解"体重节痛"。

升阳益胃汤的组方提示我们，临床的关键是识病和遣药两端，而识病、遣药的原则是一要识体质，二要辨时令。脾胃虚弱是百病之根源，时令气候可以演绎季节性的多发病。立方遣药应该标本兼顾，方能取效十全。

【医案选录】

患某，女，46岁。9个月前开始腹部、手脚发烫，关节痛不能忍，夜不能寐，夜重昼减。西医诊断：血管炎。服激素及免疫抑制剂效差。刻诊：气短乏力，纳差，苔厚腻。处方：党参9g，炒白术15g，生黄芪20g，黄连6g，清半夏15g，生甘草15g，茯苓15g，泽泻15g，防风9g，羌活15g，独活15g，柴胡9g，白芍15g，生姜3片，大枣3枚。水煎服，早晚各1次。服6剂，热除疼止，激素撤掉。

按语：本案患者四肢末梢、腹部发烫，关节痛，气短乏力，苔厚腻，这类患者在发热的同时，脾虚之象已进一步显露出来，有不思饮食，气短乏力等外显症状，中焦郁热，故苔厚腻。以升阳益胃汤升举其阳，补益其胃，全阳除热，升补相宜。[王涵，周强，顾成娟，等.仝小林教授运用三升阳方的经验.中国中医急症，2013，22（5）：743-744，753.]

君臣佐使法

【原文】

《至真要大论》云："有毒无毒，所治为主。"主病者为君，佐君者为臣，应臣者为使。一法力大者为君。凡药之所用，皆以气味为主，补泻在味，随时换气[1]。气薄者为阳中之阴，气厚者为阳中之阳；味薄者为阴中之阳，味厚者为阴中之阴。辛、甘、淡中热者，为阳中之阳；辛、甘、淡中寒者，为阳中之阴。酸、苦、咸之寒者，为阴中之阴；酸、苦、咸之热者，为阴中之阳。夫辛、甘、淡、酸、苦、咸，乃味之阴阳，又为地之阴阳也；温、凉、寒、热，乃气之阴阳，又为天之阴阳也。气味生成，而阴阳造化之机[2]存焉。一物之内，气味兼有，一药之中，理性具焉。主对治疗，由是而出。

【注解】

[1] 随时换气：随时令的变易更换不同气的药。

[2] 造化之机：阴阳变化的机理。

【评议】

关于君臣佐使之我见

《素问·至真要大论》云："主病之谓君，佐君之谓臣，应臣之谓使。"千百年来成为立方遣药的准绳。但在临床实践过程中发现一些问题，例如对于药味多的大方，或者药味过少的方剂，君臣佐使的格局常常显现牵强附会之虞，往往从属于做文章而已，其实际可操作性已逐渐淡化。时代在变化，临床在发展，对辨证、辨病的思路在不断深化。我对于君臣佐使的组方原则有了新的解读：

君：在审症求因的基础上针对病因的药物；

臣：在辨析体质的基础上针对改善体质偏颇的药物；

佐：针对患者的症状、体征及理化检查指标的药物；

使：引经药、或调和胃气药、或解除毒副作用的药物。

这一解读是形成于长期临床实践的探索，其优点是符合实际和可操作性，笔者经过多年的实践，感觉可行。

【原文】

假令治表实[1]：麻黄、葛根；表虚[2]：桂枝、黄芪；里实[3]：枳实、大黄；里虚[4]：人参、芍药；热者：黄芩、黄连；寒者：干姜、附子之类为君。君药分两最多，臣药次之，使药又次之，不可令臣过于君，君臣有序，相与宣摄[5]，则可以御邪除病矣。如《伤寒论》云："阳脉涩，阴脉弦，法当腹中急痛"，以芍药之酸于土中泻木为君，饴糖、炙甘草甘温补脾养胃为臣。水挟木势亦来侮土，故脉弦而腹痛，肉桂大辛热佐芍药以退寒水，姜枣甘辛温发散阳气，行于经脉皮毛为使，建中之名[6]于此见焉。有缓、急、收、散、升、降、浮、沉、涩、滑之类，非一[7]，从权立法于后。

如皮毛、肌肉之不伸，无大热，不能食而渴者，加葛根五钱；躁热及胃气上冲，为冲脉所逆，或作逆气而里急者，加炒黄柏、知母；觉胸中热而不渴，加炒黄芩；如胸中结滞气涩，或有热病者，亦各加之。如食少而小便少者，津液不足也，勿利之，益气补胃自行矣。

如气弱、气短者，加人参，只升阳之剂助阳，尤胜[8]加人参。恶寒、发热而燥渴，脉洪大，白虎汤主之。或喘者，加人参；如渴不止，寒水石、石膏各等分，少少与之，即钱氏方中甘露散，主身大热而小便数，或上饮下溲，此燥热也。气燥加白葵花；血燥加赤葵花。

如脉弦，只加风药，不可用五苓散；如小便行、病增者，此内燥津液不能停[9]，当致[10]津液，加炒黄柏、赤葵花。如心下痞闷者，加黄连一、黄芩三，减诸甘药。不能食，心下软[11]而痞者，甘草泻心汤则愈。（痞有九种，治有仲景汤五方泻心汤。）如喘满者，加炙浓朴。如胃虚弱而痞者，加甘草。如喘而小便不利者，加苦葶苈。（小便不利者加之，小便利为禁药也。）如气短、气弱而腹微满者，不去人参，去甘草、加厚朴，然不若苦味泄之，而不令大便行。如腹微满而气不转，加之中满者去甘草，倍黄连，加黄柏，更加三味，五苓散少许。此病虽宜升、宜汗，如汗多亡阳[12]，加黄芩[13]；四肢烦热、肌热，与羌活、柴胡、升麻、葛根、甘草则愈。如鼻流清涕、恶风，或项背、脊、臀[14]强痛，羌活、防风、甘草等分，黄芪加倍，临卧服之。如有大热，脉洪大，加苦寒剂而热不退者，加石膏；如脾胃中热，加炒黄连、甘草。凡治此病，脉数者当用黄柏，或少加黄连，以柴胡、苍术、黄芪、甘草，更加升麻，得汗出则脉必下[15]，乃火郁则发之也。

如证退而脉数不退，不洪大而疾有力者，多减苦药，加石膏。如大便软或泄者，加桔梗，食后服之。此药若误用则其害非细，用者当斟酌，旋旋[16]加之。如食少者，不可用石膏。石膏善能去脉数疾，病退、脉数不退者，不可治也；如不大渴，亦不可用。如脉弦而数者，此阴气也，风药升阳以发火郁，则脉数峻退矣。已上五法加减未尽，特以明大概耳。

【注解】

[1]表实：外邪侵袭肌表，出现恶寒、发热、无汗、身痛、脉浮

紧的证候。

［2］表虚：卫外阳气不足，腠理不密，出现发热、汗出、恶风、脉浮缓无力的证候。

［3］里实：外邪化热入里，结于胃肠，出现壮热、烦渴、腹痛、便秘的证候。

［4］里虚：泛指脏腑气血虚衰，出现少气懒言、心悸神疲、头晕眼花、腰膝酸软、食少肢倦、舌淡脉细无力的证候。

［5］宣摄：宣，宣达；摄，摄纳。宣摄，调节和合的意思。

［6］建中之名：即上举《伤寒论》的"小建中汤"。

［7］非一：不是千篇一律。

［8］尤胜：更好。

［9］停：指津液流溢不能中止。

［10］致：归还。

［11］软：据《伤寒论》文作"硬"。

［12］亡阳：阳气衰竭的危机证候。证见大汗淋漓、汗出如珠、四肢厥冷、面色苍白、脉虚欲绝等。

［13］黄芩：据文义应是黄芪。

［14］膂：背部脊柱骨左右两侧的肌肉群。

［15］脉必下：即脉数转缓。

［16］旋旋：渐渐。

【评议】

君臣佐使新解举例

李某，男，45岁，初诊：2012年11月5日。

诉胃脘疼痛，呈烧灼感，嘈杂似饥，食欲好，口干舌苦，时欲嗳气为舒，服西药后效不应手。平素嗜好烟酒，就诊时胃痛时作，胸痞胃胀，咽喉部时有异物感，曾经用中西药症情反反复复，或轻或重，舌苔薄黄腻，脉弦滑。胃镜检查结果示：胃食管反流病，活动（++），萎缩（++），肠化（+）。《黄帝内经》曰："邪在胆，逆在胃。"治宜疏肝利胆，降逆和胃止酸。

柴胡 12g，制半夏 12g，黄芩 12g，黄连 6g，苍白术各 12g，藿苏梗各 12g，旋覆花 12g，代赭石 30g，延胡索 12g，郁金 12g，煅瓦楞 30g，枳壳 12g，甘草 6g，14 剂。

君：在审症求因的基础上，根据"邪在胆，逆在胃"之说，确定其基本病机是胆胃不和，用柴胡、制半夏、黄芩疏肝利胆为君药；

臣：患者平素嗜好烟酒，胸痞胃胀，舌苔薄黄腻，脉弦滑，属湿热体质，用黄连、黄芩、苍白术、藿苏梗改善湿热体质；

佐：患者胃脘疼痛，呈烧灼感，嘈杂似饥，食欲好，口干舌苦，时欲嗳气，为气滞血瘀、胃气上逆症状，故用旋覆花、代赭石、延胡索、郁金、煅瓦楞、枳壳，理气活血、降逆和胃止酸；

使：用甘草调和胃气。

用上方守法加减，治疗半年后，症状基本消失，精神好。复查胃镜结果示：慢性胃炎，活动（+），萎缩（-），肠化（-）。（王庆其. 杏林散墨：王庆其医论医案集. 北京：中国中医药出版社，2016.）

分经随病制方

【原文】

《脉经》[1] 云：风寒汗出，肩背痛，中风，小便数而欠者，风热乘其肺，使肺气郁甚也，当泻风热，以通气防风汤主之。

通气防风汤

柴胡　升麻　黄芪已上各一钱　羌活　防风　橘皮　人参　甘草已上各五分　藁本三分　青皮　白豆蔻仁　黄柏已上各二分

上㕮咀，都作一服，水二大盏，煎至一盏，去粗，温服，食后。气盛者宜服，面白、脱色，气短者勿服。

如小便遗失[2]者，肺气虚也，宜安卧养气，禁劳役，以黄芪、人参之类补之。不愈，当责有热，加黄柏、生地黄。

如肩背痛，不可回顾，此手太阳气郁而不行，以风药散之。

如脊痛项强，腰似折，项似拔，上冲头痛者，乃足太阳经之不行也，以羌活胜湿汤主之。

羌活胜湿汤

羌活　独活已上各一钱　炙甘草　藁本　防风已上各五分　荆子三分　川芎二分

上件㕮咀，都作一服，水二盏，煎至一盏，去柤，温服，食后。如身重，腰沉沉然，乃经[3]中有湿热也，更加黄柏一钱，附子半钱、苍术二钱。

如腿脚沉重无力者，加酒洗汉防己半钱，轻则附子，重则川乌头少许，以为引用而行经也。如卧而多惊，小便淋溲者，邪在少阳、厥阴，亦用太阳经药[4]，更加柴胡半钱。如淋加泽泻半钱，此下焦风寒二经合病也。经云：肾肝之病同一治[5]，为俱在下焦，非风药行经不可也。如大便后有白脓，或只便白脓者，因劳役气虚，伤大肠也，以黄芪人参汤[6]补之；如里急频见者，血虚也，更加当归。

如肺胀膨膨[7]而喘咳，胸高气满，壅盛而上奔者，多加五味子，人参次之，麦斗冬又次之，黄连少许。

如甚则交两手而瞀[8]者，真气[9]大虚也。若气短，加黄芪、五味子、人参；气盛，加五味子、人参、黄芩、荆芥穗；冬月去荆芥穗，加草豆蔻仁。

如嗌痛颔肿，脉洪大，面赤者，加黄芩、桔梗、甘草各五分。

如耳鸣，目黄，颊颔肿，颈、肩、臑、肘、臂外后廉痛，面赤，脉洪大者，以羌活、防风、甘草、藁本通其经血，加黄芩、黄连消其肿，以人参、黄芪益其元气而泻其火邪。如脉紧者寒也，或面白善嚏，或面色恶，皆寒也。亦加羌活等四味，当泻足太阳，不用连、芩，少加附子以通其脉，面色恶、多悲恐者，更加桂、附。

如便白脓少有滑、频见于污衣者，气脱，加附子皮，甚则加米壳[10]。如气涩者，只以甘药补气，当安卧不语，以养其气。

【注解】

[1]《脉经》：书名，晋王叔和著。《脉经·肺乎太阴经病证第七》原句是："气盛有余，则肩背痛，风，汗出，小便数而欠。气虚，则肩

背痛，寒，少气不足以息，溺色变，卒遗失无度。"

［2］遗失：不禁。

［3］经：此指足少阴肾经，其与足太阳经表里相合。

［4］太阳经药：指羌活胜湿汤。

［5］肾肝之病同一治：肝属乙木，肾属癸水，肾水生肝木，成乙癸同源，故肾肝之病治法相同。

［6］黄芪人参汤：见本书卷中"脾胃虚弱随时为病随病制方"节。

［7］膨膨：胀满之状。

［8］瞀：头目昏蒙不清。

［9］真气：同正气。由先天元气与后天谷气结合而成，是生命功能的总括。

［10］米壳：即罂粟壳，有收涩固脱之功。

【评议】

一、通气防风汤主症及组方意义

通气防风汤主治风寒侵袭人体，郁而化热所致的肩背疼痛，小便频数而短少。方中柴胡、升麻、防风、藁本、羌活疏风升阳，散寒解表；黄芪、人参、甘草补中益气；青皮、橘皮、白蔻仁行气和胃；黄柏清泻郁热。此方适于肺气旺盛外感风寒者，肺气素虚、面色苍白、呼吸气短之人，虽感风寒，亦不宜服用。

二、羌活胜湿汤主症及组方意义

羌活胜湿汤主治"脊痛项强，腰似折，项似拔，上冲头痛者"，属足太阳经受邪经气不行。以此方祛风胜湿，疏通足太阳经气。方中羌活、防风、藁本均入太阳经，疏风除湿；独活入少阴经，以防风湿入里；蔓荆子、川芎祛风止痛，清利头目；炙甘草调和诸药。现代临床常用其治疗风湿性关节炎、类风湿关节炎、强直性脊柱炎等证属风湿在表者。我用治感受寒湿之邪的头痛，颇有效验。

【医案选录】

某女，52岁。1999年6月10日初诊。患者系渔民，经常在清早雾露天气外出打鱼，近3个月来经常头痛，头目昏沉如裹，浑身酸痛，项背部板滞不舒，没有力气，食欲不振，胸脘痞闷，身倦困乏，不喜饮水，苔白厚腻，脉紧。此寒湿之邪郁遏太阳经脉。治以羌活胜湿汤加减。

羌活12g，独活12g，藁本15g，荆防风各12g，川芎15g，乌头9g，细辛6g，苍白术各12g，厚朴9g，陈皮9g，姜半夏12g，桂枝12g，云苓12g，甘草6g。

服药7剂，身体微微汗出，头痛、项背部板滞及浑身酸痛大减，能进食，胸腹满闷好转，舌腻改善。继前方去乌头、荆防风，再进14剂，药尽诸症均瘥，转用平胃散加减以调治2周而愈。

按语：患者渔民，感受寒湿之邪，寒湿为阴邪，困遏清阳，太阳经气不疏，清窍不利所致，症见头痛以头蒙如裹，重痛不移为特点，常伴有食欲不振、胸脘痞闷、肢冷、浑身酸痛、舌苔白厚腻、脉紧等寒湿症。用羌活胜湿汤加减散寒祛湿最为合证，方中加入乌头、细辛、桂枝以加强散寒止痛效果。苍白术、厚朴、陈皮，取平胃散意和中化湿，内外兼治，疗效满意。（王庆其．杏林散墨：王庆其医论医案集．北京：中国中医药出版社，2016.）

用药宜禁论

【原文】

凡治病服药，必知时禁、经禁、病禁、药禁。

夫时禁者，必本四时升降之理，汗、下、吐、利之宜。大法：春宜吐，象万物之发生，耕耨科斫[1]，使阳气之郁者易达也；夏宜汗，象万物之浮而有余也；秋宜下，象万物之收成，推陈致新，而使阳气易收也；冬周密[2]，象万物之闭藏，使阳气不动也。经云：夫四时阴阳者，与万物浮沉于生长之门，逆其根，伐其本，坏其真矣。又云：用温远温[3]，用热远热，用凉远凉，用寒远寒，无翼[4]其胜也。故冬不用白虎[5]，夏不用青龙[6]，春夏不服桂枝，秋冬不服麻黄，不失气宜[7]，如春夏而下，秋冬而汗，是失天信[8]，伐天和[9]也。有病则从权，过则更之。

【注解】

[1]耕耨科斫：耕，犁田；耨，除草；科，断截；斫，砍伐。意喻春天的耕作。

[2]周密：固藏周密的意思。

[3]用温远温：用温药时应避开温气主令之时。

[4]翼：辅助。

[5]白虎：即白虎汤。

[6]青龙：即大、小青龙汤。

[7]不失气宜：气宜，每一季节都有相宜的气候。意思是用药不要违背当时的气候变化之宜。

[8]天信：自然规律。

[9]伐天和：人与自然（天）的和谐象征着健康。伐天和，即破坏了人与自然的和谐。

【评议】

因时制宜与时禁

李杲根据《黄帝内经》"四气调神"的原理，强调"夫四时阴阳者，与万物浮沉于生长之门，逆其根，伐其本，坏其真矣"。治疗应该"法天则地"，"因时制宜"，即根据"四时升降之理"，制定"汗、下、吐、利之宜"，这是中医治疗疾病的基本原则。李氏说"春宜吐，象万物之发生，耕耨科斫，使阳气之郁者易达也；夏宜汗，象万物之浮而有余也；秋宜下，象万物之收成，推陈致新，而使阳气易收也；冬周密，象万物之闭藏，使阳气不动也"。所谓"时禁"即"用温远温，用热远热，用凉远凉，用寒远寒"，具体来说就是"冬不用白虎，夏不用青龙，春夏不服桂枝，秋冬不服麻黄，不失气宜"。

东垣所说为其一般原则，在临床实际我们不可胶柱鼓瑟，泥古不化。例如，冬天有高热患者，邪正相争，热入阳明，还是应该用白虎汤清阳明邪热；夏天受寒，外有表寒、内有燥热，但用青龙无妨；秋冬恰恰是慢性支气管炎感染的高发季节，用小青龙汤加减治疗十分有效，不服麻黄，焉能解表平喘？总之，临床既要遵循"因时制宜"的立方原则，又应注重辨证论治，有是病用是药，灵活权变。

【原文】

经禁者，足太阳膀胱经为诸阳之首，行于背，表之表，风寒所伤则宜汗，传入本则宜利小便。若下之太早，必变证百出，此一禁也。足阳明胃经，行身之前，主腹满胀，大便难，宜下之。盖阳明化燥火，津液不能停，禁发汗、利小便，为重损津液，此二禁也。足少阳胆经，行身之侧，在太阳、阳明之间，病则往来寒热，口苦、胸胁痛，只宜和解，且胆者无出无入，又主发生之气，下则犯太阳，汗则犯阳明，利小便则使生发之气反陷入阴中，此三禁也。三阴非胃实[1]不当下，为三阴无传本，须胃实得下也。分经用药，有所据焉。

【注解】

[1] 三阴非胃实：三阴，此指太阴脾。胃实，即阳明胃实证，主要见口干舌燥，大便燥结不行等证。

【评议】

分经用药与经禁

临床有经络辨证，针刺有循经取穴，用药有归经理论，如邪在太阳经宜解表发汗，邪在少阳经宜以和解，邪在阳明宜清宜泄。这是中医辨证立法、分经用药之圭臬。违此属于"经禁"之列。

临床辨治头痛，除了辨证立法外，常采用分经用药。头为诸阳之会，手足三阳经均循于头面，厥阴经亦上会于巅顶，由于受邪之脏腑经络不同，头痛之部位亦不同，用药亦各异。一般太阳头痛，在头后部，下连于项，可选用羌活、蔓荆子、川芎；阳明头痛，在前额部及眉棱骨处，可选用葛根、白芷、知母；少阳头痛，在头之两侧，并连及于耳，可选用柴胡、黄芩、川芎；厥阴头痛，在巅顶部位，或连及目系，可选用吴茱萸、藁本等。《丹溪心法·头痛》记载的临床经验值得借鉴："如太阳头痛，恶风，脉浮紧，川芎、羌活、独活、麻黄之类为主；少阳头痛，脉弦细，往来寒热，柴胡为主；阳明头痛，自汗，发热恶寒，脉浮缓长实，升麻、葛根、石膏、白芷为主；太阴头痛，必有痰，体重，或腹痛，脉沉缓，以苍术、半夏、南星为主；少阴头痛，足寒气逆，为寒厥，其脉沉细，麻黄、附子、细辛为主；厥阴头痛，或吐涎沫，厥冷，其脉浮缓，以吴茱萸汤主之。"

【医案选录】

岑某，男，49岁。初诊日期：2013年4月20日。诉反复头痛3年，晨起醒转巅顶胀痛，症状反复3年，入冬明显，头部怕冷，次日神不济。平素易疲劳，凌晨早醒，胃纳正常，二便调。刻诊：巅顶隐痛作胀，伴头晕，夜寐早醒。舌质淡苔薄，脉弦。头颅CT：正常。中医诊断：头痛，阳虚头痛。西医诊断：紧张性头痛。治以吴茱萸汤加减。处方：吴茱萸6g，干姜6g，细辛6g，川芎12g，当归12g，白芍12g，党参15g，白术12g，半夏12g，茯苓15g，茯神15g，藿梗12g，苏梗12g，陈皮6g，甘草6g。14剂。

二诊：2013年5月4日。头痛、头胀好转，头部怕冷改善，无耳鸣，寐可。舌质淡红苔薄、水滑，脉弦小滑。处方：吴茱萸6g，干姜6g，甘草6g，细辛6g，桂枝12g，鹿角霜12g，川芎20g，丹参20g，徐长卿12g，赤芍12g，白芍12g，木瓜12g，王不留行12g。14剂。

三诊：2013年5月25日。头胀痛基本未发作，仍早醒。头颅CT：正常。舌质红苔薄，脉滑。处方：淡吴茱萸6g，干姜6g，细辛6g，桂枝12g，鹿角霜12g，川芎20g，丹参20g，徐长卿12g，赤芍12g，白芍12g，木瓜12g，王不留行12g，甘草6g。14剂。

按语："足厥阴之脉……连目系，上出于额，与督脉会于巅"。患者巅顶头痛，当属厥阴头痛。厥阴寒浊循经上干巅顶，"干呕吐涎沫，头痛，吴茱萸汤主之（《伤寒论》378条）"。因此，患者的主方以吴茱萸汤为基础。方中吴茱萸、细辛、桂枝等辛温通阳，散寒止痛。头为诸阳之会，然统一身之阳者，督脉；肾阳，又称元阳，乃一身阳气之根本。"巅顶痛者，上实下虚"，阳气不能敷布头部，使清阳不升，脑部经脉拘急，络脉失养，不荣而痛，是内伤头痛之根本。故处方中又予以扶正之药，取鹿角霜一味。鹿角霜入肝、肾经及督脉，性味温，为血肉有情之品，有温肾助元阳之功效。干姜温补中焦之阳。"通者不痛，不通则痛"，头痛，总属脑络之气血流行不畅，故方中再予以当归、丹参养血活血之品及白芍、木瓜舒筋通络之品以兼顾气血。故二诊后，3年顽疾药到症除。（王庆其. 杏林散墨：王庆其医论医案集. 北京：中国中医药出版社，2016.）

【原文】

病禁者，如阳气不足，阴气有余之病，则凡饮食及药，忌助阴泻阳，诸淡食及淡味之药，泻升发以助收敛也；诸苦药皆沉，泻阳气之散浮，诸姜、附、官桂辛热之药，及湿面、酒、大料物之类，助火而泻元气，生、冷、硬物损阳气，皆所当禁也。如阴火欲衰而退，以三焦元气未盛，必口淡淡，如咸物亦所当禁。

药禁者，如胃气不行，内亡津液而干涸，求汤饮以自救，非渴也，乃口干也；非温胜也，乃血病也；当以辛酸[1]益之，而淡渗五苓之类，则所当禁也。汗多禁利小便；小便多禁发汗；咽痛禁发汗、利小便。若大便快利，不得更利；大便秘涩，以当归、桃仁、麻子仁、郁李仁、皂角仁，和血润肠，如燥药则所当禁者。吐多，不得复吐；如吐而大便虚软者，此上气壅滞，以姜、橘之属宣之；吐而大便不通，则利大便，上药则所当禁也。诸病恶疮，及小儿癍[2]后，大便实者，亦当下之，而姜、橘之类，则所当禁也。又如脉弦而服平胃散，脉缓而服黄芪建中汤，乃实实虚虚[3]，皆所当禁也。

【注解】

[1] 辛酸：根据《素问·阴阳应象大论》"咸伤血"，"甘胜咸"，"辛"应是"甘"。

[2] 癍：癍疮，即天花。

[3] 实实虚虚：实实，实证用补剂，使实者更实；虚虚，虚证用泻剂，使虚者更虚。

【评议】

实实虚虚与药禁

"实实虚虚",语出《素问·五常政大论》:"无盛盛,无虚虚,而遗人夭殃,无致邪,无失正,绝人长命。"邪正盛衰是疾病的基本病机,补虚泻实是治病的基本大法。临床辨清虚实之真假即是关键,"至虚有盛候,大实有羸状",这是防止"实实虚虚"的根本。《灵枢·五禁》提出"补泻无过其度"并提出禁泻的标准:"形肉已夺,是一夺也;大夺血之后,是二夺也;大汗出之后,是三夺也;大泄之后,是四夺也;新产及大血之后,是五夺也。此皆不可泻。"此即"药禁"。在现代临床上过度使用补药现象十分普遍,也当属于"药禁"之列。如盲目服用人参、冬虫夏草、西洋参、鹿茸等,导致腹胀,消化不良,食欲不振,大便秘结,痔疮出血,烦躁失眠,小儿性早熟,妇女发生乳腺增生、子宫肌瘤等症状者,屡见不鲜。实际犯了"实实"之戒。另外,临床中常见恶性肿瘤患者,历经手术后,不顾气血两亏,还进行放化治疗,导致死亡的病例,并不鲜见,实际犯了"虚虚"之戒。患者不是死于病,而是死于医、死于药。

【医案选录】

田某,女,60岁。2001年9月12日初诊,主诉血崩,半年有余,西医诊断怀疑为宫颈癌,但由于血红蛋白低(只有30~40g/L),体质太差,不宜做放疗化疗,采取支持疗法,半年来血红蛋白低时即输血,但输血后1周左右又大崩如注,反复如此,未有良策,转请中医诊治。来诊时,行动困难,搀扶而行,面色苍白,语音低微,脉细如丝,舌白,腹诊柔软,一派气虚血脱之象,拟用大剂参芪阿胶、三七之属以固脱。服3剂后,腹部觉胀,不思食,下身又见出血,但不似输血后大崩如注。二诊认为补法太峻,减其制,改用平补方法,加用健脾摄纳肾气之品,服5剂后,下身仍有少量出血。三诊时,仔细琢磨,治疗十余天,补益未收寸功,反生弊害,必是辨证不准或者药不到位,虽可能是不治之症,亦不至于此,细察之,脉虽沉细,却有劲疾坚搏之象,舌虽白却有苍敛之感,且口中常觉燥渴或者有苦味,四末尚温,腹虽柔软，但按至小腹，患者微皱眉头，似有拒按之意，此必属癥瘕坚积，有形凝瘀在脏，故而补而无功。当宗宣通化瘀法。遂用桂枝茯苓丸合桃核承气汤加入化瘀凝之三七、没药、土鳖虫、生地、牡蛎、龟板、鳖甲、地榆、茜根之属，进5剂，出血渐止，气力渐加，调治二月有余，血红蛋白上升至80g/L，后又存活两年多，终因并发症而死亡。

按语：本案前两诊医者不明其中病机，即犯"实实"之戒。后根据口燥渴，脉沉细，有坚搏之象，舌质虽白而有苍敛之感，小腹虽未触摸到包块，却有痛楚之意，得出必有瘀凝在里，使血不归经，故出血日久不止，遂改用化瘀通络止血法而奏效。[陈其华.大实有羸状证治案例二则.荆楚理工学院学报.2010, 25（2）: 20-21.]

【原文】

人禀天之湿化[1]而生胃也，胃之与湿，其名虽二，其实一也。湿能滋养于胃，胃湿有余亦当泻湿之太过也。胃之不足，惟湿物[2]能滋养。仲景云：胃胜思汤饼[3]，而胃虚食汤饼者，往往增剧，湿能助火，火旺郁而不通，主大热，初病火旺，不可食以助火也，察其时，辨其经，审其病而后用药，四者[4]不失其宜，则善矣。

【注解】

[1]湿化：湿属土，湿土之令的生化，称湿化。

[2]湿物：湿土养育的植物，此指食物。

[3]汤饼：古时北方民俗将面粉做成的面条、面片、馄饨之类的饭食统称做汤饼。

[4]四者：指时禁、经禁、病禁、药禁。

【评议】

举胃与湿的关系说明"时禁、经禁、病禁、药禁"。

《内经》仲景所说脾胃[1]

【原文】

著论处方已详矣,然恐或者不知其源,而无所考据,复以《黄帝内经》、仲景所说脾胃者,列于下。

《太阴阳明论》云:"太阴阳明为表里,脾胃脉也,生病而异者何也?岐伯曰:阴阳异位[2],更虚更实,更逆更从[3],或从内、或从外,所从不同,故病异名也。帝曰:愿闻其异状也?岐伯曰:阳者,天气也,主外。阴者,地气也,主内。故阳道实,阴道虚[4]。故犯贼风虚邪者,阳受之;食饮不节,起居不时者,阴受之。阳受之则入六腑,阴受之则入五脏[5]。入六腑则身热,不得卧,上为喘呼;入五脏则䐜满闭塞,下为飧泄[6],久为肠澼[7]。故喉主天气,咽主地气[8],故阳受风气,阴受湿气[9]。阴气[10]从足上行至头,而下行循臂至指端;阳气[11]从手上行至头,而下行至足。故曰:阳病者,上行极而下;阴病者,下行极而上。故伤于风者,上先受之;伤于湿者,下先受之。"

"帝曰:脾病而四肢不用,何也?岐伯曰:四肢皆禀气于胃,而不得至经[12],必因于脾,乃得禀也。今脾病不能为胃行其津液,四肢不得禀水谷气,气日以衰,脉道不利,筋骨肌肉皆无气以生,故不用焉。"

【注解】

[1]《内经》仲景所说脾胃:原著无,据目录补。

[2]阴阳异位:阴指足太阴脾经,阳指足阳明胃经,两经的循行部位不同,故曰"异位"。

[3]更虚更实,更逆更从:杨上善注:"春夏阳明为实,太阴为虚;秋冬太阴为实,阳明为虚,即更虚更实。春夏太阴为逆,阳明为顺;秋冬阳明为逆,太阴为顺也。"

[4]阳道实,阴道虚:张介宾注:"阳刚阴柔也。又外邪多有余,

故阳道实；内伤多不足，故阴道虚。"

[5]阳受之则如六腑，阴受之则入五脏：虚邪贼风从阳经（表）而传入六腑，饮食劳伤易损阴经（里）而传入五脏。言病邪不同，侵犯传播的途径不同，所造成病变亦各异。

[6]飧泄：指完谷不化的泄泻。

[7]肠澼：指大便夹有赤白脓血的下利。

[8]喉主天气，咽主地气：高世栻注："喉司呼吸，肺气所出，故喉主天气；咽纳水谷，下通于胃，故咽主地气。"

[9]阳受风气，阴受湿气：张介宾注："风，阳气也，故阳分受之；湿，阴气也，故阴分受之。各从其类也。"

[10]阴气：指足之三阴。

[11]阳气：指手之三阳。

[12]至经：《太素》作"径至"，直接到达的意思。

【评议】

对"阳道实，阴道虚"的理解和临床运用

对"阳道实，阴道虚"的理解历代注家众说纷纭。杨上善云："阳为天气主外，故阳道实也；阴为地气主内，故阴道虚也。"张介宾注："阳刚阴柔也。又外邪多有余，故阳道实；内伤多不足，故阴道虚。"张志聪注解与介宾相类，亦从阳刚阴柔解。马莳注："人身本与天地合参，故天在外，主包夫地；地在内，主承于天。人身六阳气犹天气也，主运于外；人身六阴气犹地气也，主运于内。阳运于外者为实，阴运于内者为虚。"杨主要从天地阴阳理解，张则从外感内伤理解，马莳则倾向于阴阳六经解。

笔者认为，张介宾所注较为恰当，且具有很大的临床指导价值，阳主外，所以外感病邪先伤人阳分，再由表入里，传至于阳腑所以阳经、阳腑之病多热多实；而内伤劳倦饮食起居，则先伤人阴分，病发于内，导致脏气受损，所以阴经、阴脏之病多虚多寒。从脾胃而言，脾脏属阴，太阴脾经之病，阳气易伤，病多从湿化、寒化，故以寒证、虚证多见，多见腹满时痛，自利不渴，舌淡苔白等症；胃腑属阳，阳明胃经之病，津液易伤，病多从燥化、热化，故以热证、实证多见，多见腹满痛，便秘，潮热谵语等。后世有"实则阳明，虚则太阴"的说法。如《伤寒论》邪入里化热，侵犯阳明之经，证见身大热，大汗出、烦渴引饮，舌苔黄燥、脉洪大等，治宜清热生津，以白虎汤清热为先，邪传阳明胃腑，证见腹满而痛，大便不通，潮热谵语，舌苔黄厚燥裂，脉沉实滑数，治宜清热通腑，以承气汤通降为要。若太阴阳虚，寒湿不化，证见腹满时痛，呕吐，自利不渴，舌苔淡白，脉象迟缓等，治宜温阳健脾，以理中汤类温补建中为主。当然，临床上的病证是极为复杂多变的，若遇脾胃虚实寒热错杂之证，当根据具体情况，辨证施治。

用"阳道实，阴道虚"理论指导治疗复发性口腔溃疡的临床运用举例：

中医理论认为，脾主口，舌为脾胃之外候。故口腔溃疡与脾胃的关系最为密切。《素问·太阴阳明论》"阳道实，阴道虚"中的"道"可理解为"规律"，进而引申为"病邪侵犯人体的途径"。具体而言，六淫之邪（风、寒、暑、湿、燥、火）侵袭人体多从外进入为"阳道"，其致病的性质多为"实证""热证""阳证"；七情内伤（情志、劳倦等因素）多由内而发侵犯人体脏腑，其致病的性质多为"虚证""阴证"。即"实则阳明，虚则太阴"。胃属阳明，脾属太阴，阳明之病，易伤津液，多从燥化、热化，故以热证、实证多见；太阴病多虚证、寒证。口腔溃疡实证大多与胃热、胃火有关；虚证、寒证大多与脾有关。对于胃热、胃火等证应以白虎汤加减治疗；胃热伴阳明腑实证则可三承气汤加减治疗。舌尖红者应清胃火同时清心火；舌边红者应同时清肝火。口腔溃疡日久不愈，反复发作，伴有神疲乏力等虚证患者应从脾论治，其病机属脾阳虚而阴火内生，采用附子理中汤加减治疗；脾气虚者应补中益气，多用黄芪、党参、柴胡、升麻之类；脾阴虚者，宜补气养阴，强调甘淡补脾阴，多用石斛、麦冬等。

【医案选录】

田某，女，47岁。2013年10月19日诊。患者有口腔扁平苔藓史，自觉右颊黏膜发热，腰背酸痛，口干口涩，大便不爽，夜寐不安。诊见口腔黏膜无溃疡。舌苔薄白，脉细。治以补气健脾、清热凉血解毒。处方：黄芪30g，党参12g，炒白术12g，土茯苓20g，升麻15g，生地榆12g，菝葜15g，甘草6g，珍珠母30g，藿梗12g，苏梗12g，荷叶6g，川黄连6g，茯苓15g。14剂。二诊：2013年11月9日。服药后症情渐渐缓解，但1周前口腔溃疡又作，口内有烧灼感，咽部有痰，咽痒，外阴瘙痒，大便干结。舌质淡红苔薄。上方去党参、荷叶、炒白术，加苦参15g，川黄柏15g，白鲜皮12g，生白术20g，瓜蒌皮12g，桔梗6g，西青果12g。14剂。

按语：口腔溃疡属于中医口疮、口糜范畴。口疮虽生于口，但与内脏密切相关。中医学认为，脾开窍于口，心开窍于舌，肾脉连咽系舌本，两颊与齿龈属胃与大肠，任脉、督脉均上络口腔唇舌，表明口疮的发生与五脏关系密切。《素问·至真要大论》说："诸痛痒疮，皆属于心。"口疮之火，不独责之于心。平时忧思恼怒，嗜好烟酒咖啡，过食肥甘厚腻，均可致心脾积热、肺胃郁热、肝胆蕴热，发为口疮多为实证；肾阴不足，虚火上炎，发为口疮多为虚证；年老体弱，劳倦内伤，损伤脾胃，可致中焦枢纽失司，上下气机不通，上焦之阳不能下降，下焦之阴不能上行，心火独盛循经上炎，也可发为口疮，此多为虚证。本案患者病程较长，症情反复，当属虚证为主，考虑脾胃损伤，阳气浮动，气虚不能托疮生肌，故重用黄芪、党参、白术大补脾胃之气；藿梗、苏梗、茯苓健脾；升麻、土茯苓、地榆、菝葜、黄连清热泻火解毒；珍珠母敛疮生肌。二诊时患者出现外阴瘙痒，口内灼热，咽部有痰，湿热加重，故去党参、荷叶；炒白术改为生白术；加苦参、白鲜皮清利湿热；瓜蒌皮、桔梗、西青果化痰利咽。（王庆其.杏林散墨：王庆其医论医案集.北京：中国中医药出版社，2016.）

【原文】

"帝曰：脾不主时，何也？岐伯曰：脾者土也，治中央，常以四时长四脏，各十八日寄治，不得独主于时也。脾脏者，常著胃土之精也。土者，生万物而法天地，故上下至头足，不得主时也。"

《阴阳应象大论》曰："人有五脏化五气，以生喜、怒、悲、忧、恐。故喜怒伤气，寒暑伤形[1]，暴怒伤阴，暴喜伤阳，厥气[2]上行，满脉去形。喜怒不节，寒暑过度，生乃不固。"

《玉机真脏论》曰："脾太过，则令人四肢不举；其不及，则令人九窍不通，名曰重强[3]。"又《通评虚实论》曰："头痛耳鸣，九窍不利，肠胃之所生也。"

《调经论》曰："形有余则腹胀，经溲[4]不利；不足，则四肢不用。"

【注解】

[1] 喜怒伤气，寒暑伤形：喜怒概五志，寒暑概六淫。五志由内发，故先伤五脏之气；六淫从外入，故先伤在外身形。

[2] 厥气：即逆行之气。

[3] 重强：王冰注："重，谓脏气重叠。强，谓气不和顺。"脾弱胃强，气不和顺。

[4] 经溲：大小便。

【评议】

五脏与五志的关系及临床运用

《素问·阴阳应象大论》曰："人有五脏化五气，以生喜、怒、思、忧、恐"；"暴怒伤阴，暴喜伤阳"。这一节内容说明了两层意思：一是说喜、怒、思、忧、恐五志活动以五脏生理功能为基础，所以五志过用可以伤及五脏气，即"暴怒伤阴，暴喜伤阳"；另一方面，五脏病变可以导致五志的异常变化。如《灵枢·本神》所说"肝气虚则恐，实则怒"，"心气虚则悲，实则笑不休"等。从临床实践分析，前者属原发性精神异常，后者属继发性精神异常。治疗时前者可采用调神以安脏，后者则着重调脏以安神。

另外，由各种躯体疾病导致的精神障碍属继发性精神异常。治疗应首先考虑原发病变，即中医的治病求本之意。同时根据五神脏的理论，可通过调脏治疗神病。如临床治疗癫证，可以养心以调神，疏肝以解郁，运脾以化痰；治疗狂证，以泻心火以镇惊定志；清肝火以安魂舍；通腑实以釜底抽薪等。

【医案选录】

患者女，49岁。值更年期，月经紊乱，心绪不宁，潮热汗出，夜寐不安，尤其严重的是近2年来疑云丛生，生活中些许小事，耿耿于怀，心存芥蒂，或疑丈夫有外遇，或猜子女长大了不再要母亲，似属多余之人，或怀疑自己得了恶性肿瘤，近胃镜查得有轻度萎缩性胃炎，病理报告示轻度肠腺化生，即疑已发展至胃癌，可能不久于人世，以至坐立不安，食不甘味，夜不能酣睡。曾经由子女带其至某精神卫生中心咨询，诊断为"神经症（抑郁疑病症）"，用"黛安神"等，除睡寐略为好转外，余症未改，遂请中医诊疗。来诊前曾在多家中医医院诊治，均因朝三暮四，未能很好遵循医嘱，正规服药，故效果不佳，于是更怀疑自己得了"不治之症"，就连医生也"黔驴技穷"。诊舌红苔少，脉细滑数。此中医认为"脏躁症""郁症"。由神过用而精伤，以至阴亏精虚，心肾两虚。

治疗先宜进行心理治疗：①倾听，专心倾听病人诉说，了解病情发展之梗概及缘由，放松患者的情绪，建立病者对医生的信赖；②解释，对病史的来龙去脉及问题的关键充分了解的基础上，向病人作真诚的解释和劝告，告诉病人其病况并没有像自己想象的那么糟糕，其宽心、放心；③保证，人至更年期出现抑郁、疑病等是人生转入老年期常见的心理变化，只要正确对待，积极配合医生治疗，是完全可以痊愈的，轻度的萎缩性胃炎及肠腺化生是可以逆转的，不会致癌；④建议，帮助病人找到问题的焦点，纠正认知中的偏差，提高病人对生活、对治疗的信心，配合药物治疗。经过上述四步反复治疗、真诚耐心的工作，患者的情绪逐渐稳定。在此基础上给予清心安神，补肾填精的治疗方法。

药用：生熟地各12g，山茱萸12g，女贞子12g，制首乌12g，黄连4.5g，生龙牡各30g，灯心1g，朱麦冬12g，远志9g，知母12g，焦山栀12g，石菖蒲12g，郁金12g，酸枣仁30g。上方加减过程中曾用过紫石英、夜交藤、地骨皮、当归、白芍、淮小麦、甘草、大枣等。

通过心身同治，3个月后，精神转佳，潮热汗出大减，忧郁疑病也较前改善，睡眠明显进步，可以从事家务工作。（王庆其.黄帝内经临证发微.北京：人民卫生出版社，2019.）

【原文】

又，《气交变大论》曰："岁土[1]太过，雨湿流行，肾水受邪，民病腹痛，清厥[2]、意不乐，体重烦冤[3]，甚则肌肉萎，足痿不收，行善瘛[4]，脚下痛，饮发[5]，中满食减，四肢不举。"

又云："岁土不及，风乃大行，霍乱、体重、腹痛、筋骨繇复[6]，肌肉瞤酸[7]，善怒。"

又云："咸病寒中，复则收政[8]严峻，胸胁暴痛，下引少腹，善太息，虫食甘黄[9]，气客于脾，民食少失味。"

又云："土不及，四维有埃云，润泽之化不行，则春有鸣条鼓拆之政[10]。四维发振拉飘腾[11]之变，则秋有肃杀霖淫[12]之复。其眚[13]四维，其脏脾，其病内舍心腹，外在肌肉四肢。"

《五常政大论》："土平曰备化[14]，不及曰卑监[15]。"又云："其动疡涌[16]分溃痈肿，其发濡滞[17]，其病留满痞塞，从木化[18]也，其病飧泄。"又云："土太过曰敦阜[19]，其味甘、咸、酸，其象长夏，其经足太阴阳明。"又曰："其病腹满，四肢不举，邪伤脾也。"

【注解】

[1] 岁土：岁运湿土当令。

[2] 清厥：两足逆冷。

[3] 烦冤：烦躁郁闷。

[4] 瘛：手足抽动。

[5] 饮发：痰饮发作。

[6] 繇复：吴崑注："动摇反复也。"

[7] 肌肉瞤酸：肌肉动掣酸痛。

[8] 复则收政：秋季主事的节令称作收获的政令。因为"岁土不

及",导致"风乃大行",为了报复木气过旺,则金气严峻。

[9] 虫食甘黄:虫食,虫积侵蚀;甘黄,肌肤干瘦萎黄。

[10] 春有鸣条鼓拆之政:鸣条,春风和畅吹拂柳条;鼓拆,发动开裂,指万物从种子鼓裂萌芽。全句指春风中微风吹拂柳条,万物生发的景象。

[11] 振拉飘腾:形容大风损折之力与动荡之势。

[12] 霖淫:淫雨不断的意思。

[13] 眚:shěng,灾害。

[14] 备化:张介宾注:"土含万物,无所不备,土生万物,无所不化。"

[15] 卑监:土生万物,故其位尊,今土气不及则位卑,其临视的职能有失。监,临下也,有观察的意思。

[16] 疡涌:疮疡痈疽涌生。

[17] 濡滞:指湿气滞而不畅。濡,湿的意思。

[18] 木化:岁土不及,木胜土,故从木生化。

[19] 敦阜:王冰注:"敦,厚也。阜,高也。土余,故高而厚。"

【评议】

"岁土太过"与"岁土不及"所致的气候与病候变化

岁土太过之年土运过旺,气候上,多雨湿流行;病候上,脾土太过,以致肾水受邪,在临床多表现为腹痛,四肢清冷厥逆,精神不快,身体沉重,心中烦闷不畅,严重者肌肉萎缩,下肢痿弱不能运动,手足易抽动,脚下痛,痰饮病发,中焦胀满,饮食减少,四肢不能举动等症状。

岁土不及之年土虚木旺,金气来复。气候上,春天木气来乘,大风流行损折而动荡;秋天金气来复,则肃杀之令流行,淫雨绵绵,四方发生灾害。病候上,肝木来乘脾土,临床多表现为吐泻交作,完谷不化,身体沉重,腹痛,筋骨反复摇动,肌肉动掣酸痛,善怒等症状;金气来复,收气严峻,临床则表现为胸胁暴痛,牵引小腹,易叹息,虫积,肌肉干瘦萎黄,食少无味等症状。

【原文】

《经脉别论》云："太阴脏搏[1]者，用心省真[2]，五脉气少，胃气不平，三阴也，宜治其下俞[3]，补阳泻阴。"

《脏气法时论》云："脾主长夏，足太阴阳明主治，其日戊己[4]。脾苦湿，急食苦以燥之。"又云："病在脾，愈在秋，秋不愈，甚于春，春不死，持于夏，起于长夏。禁温食、饱食，湿地濡衣。脾病者，愈在庚辛[5]，庚辛不愈，加于甲乙[6]，甲乙不死，持于丙丁[7]，起于戊己。脾病者，日昳慧[8]，日出甚，下晡[9]静。脾欲缓，急食甘以缓之，用苦泻之，甘补之。"又云："脾病者，身重、善饥、肉痿、足不收、行善瘛、脚下痛，虚则腹满、肠鸣、飧泄食不化，取其经太阴、阳明、少阴血者。"

《经脉别论》："食气入胃，散精于肝，淫气于筋。食气入胃，浊气归心，淫精于脉，脉气流经，经气归于肺，肺朝百脉，输精于皮毛，毛脉合精，行气于腑，腑精神明，留于四脏，气归于权衡，权衡以平，气口成寸，以决死生。饮入于胃，游溢精气，上输于脾，脾气散精，上归于肺，通调水道，下输膀胱，水精四布，五经并行，合于四时五脏阴阳，揆度以为常也。"

【注解】

[1]太阴脏搏：太阴经脉搏动有力。

[2]省真：细心省察是否有真脏脉至。

[3]下俞：指足经下部的俞穴。如足太阴脾俞太白穴，足阳明胃俞陷谷穴。

[4]戊己：天干属土日。

[5]庚辛：天干属金日。

[6]甲乙：天干属木日。

[7]丙丁：天干属火日。

[8]日昳慧：日昳，日头偏西，下午一至三时以下。慧，清醒，精神好。

[9]下晡：日落时辰。

【评议】

脾病的发生、发展、加重、痊愈与时令的关系

首先，从一年来说，脾有病者，病愈多在秋季，因为秋令气燥，可以制湿，且金为土之子，子能令母实，有助于母病之恢复；若秋季不愈，到春季时病情就会加重，因为春季肝木正旺，会克伐脾土；若春季不死，至夏季时病情就会稳定不变，因为夏令火旺，火能生土，母来助子；到长夏时，病即好转。其次，从日期来看，脾有病者，多病愈在庚辛日，因为庚辛属金，金旺子来助母；若庚辛日不见好转，到甲乙日病情必加重，因为甲乙属木，木旺来克脾土；若甲乙日不死，至丙丁日病情就会维持稳定，因为丙丁属火，火能生土，子得母助；到戊己土日之时，病情可能好转。最后，从一日来讲，脾有病者，多午后精神清爽，因为此时土气正旺；早晨日出时病情加重，因为此时木旺来克脾土；傍晚日落时，金气正旺，母得子助，所以会安静下来。此为用五行生克来推算脾病的发展及预后，因为病情的变化错综复杂，难以预测，所以此说亦仅供参考。

【原文】

《五常政大论》："有太过、不及。太过者，薄[1]所不胜，乘所胜也。不及者，至而不至，是为不及，所胜妄行，所生受病，所不胜者乘之也。"

仲景云：人受气于水谷以养神，水谷尽而神去，故云安谷则昌，绝谷则亡。水[2]去则营散，谷消则卫亡，营散卫亡，神无所依。又云：水入于经，其血乃成，谷入于胃，脉道乃行。故血不可不养，卫不可不温，血温卫和，营卫乃行，得尽天年。

【注解】

[1] 薄：迫，这里是反悔的意思。

[2] 水：指精气。

【评议】

安谷则昌，绝谷则亡

《素问·平人气象论》说："人以水谷为本，故人绝水谷则死。"张介宾说："谷气即胃气，胃气即元气。"观察疾病进退吉凶，当以胃气为要。他说："盖胃气者正气也，病气者邪气也。夫邪正不两立，一胜则一负。凡邪气胜则正气败，正气至则邪气退矣，若欲察病之进退吉凶者，但当以胃气为主。"这些观点对临床实践具有深刻的指导意义。

病案举例：前数年曾遇一患者，年逾花甲，刚退休年余，患胰腺癌，因为发现时已经肝脏转移，不能手术治疗，经化疗2次，无奈不堪忍受其毒副作用而作罢，后改用中药治疗。药用黄芪、党参、太子参、白术、茯苓、薏苡仁、甘草、炒谷麦芽、怀山药、怀牛膝、巴戟天等，健脾扶正治疗。患者性格开朗，意志坚强，食欲一直很好，情绪乐观，睡眠良好，发病8个月来病情稳定，曾经复查CT也无进退。一日，有他做医生的朋友来探望，说你目前情况这么好，建议再做化疗，以防后患。患者听从其言，再去化疗，想不到副反应很大，恶心呕吐，不能进食，立即停药，已经回天乏术，不到1个月即亡。思古训"安谷则昌，绝谷则亡"，信非虚语。

【医案选录】

沈某，男，76岁。2004年7月14日初诊。肝癌近做介入治疗，纳少，便溏，神疲乏力，面色少华，舌苔白腻，舌质瘀黯，脉弦。该患者由于近做介入治疗，正气受损之象较为明显，故拟先扶正固本，健脾护胃为主法施治。处方：炒党参15g，黄芪30g，炒白术12g，薏苡仁30g，茯苓15g，制半夏12g，炒谷麦芽各30g，陈皮9g，藿苏梗各12g，山药20g，炒枳壳12g，佛手9g，巴戟天12g。14剂。

二诊（2004年7月31日）：经服中药后，食欲较前有所增加，精神转好，大便转至正常，舌苔薄腻，舌质黯，脉弦。治拟培补脾土，佐以解毒散瘀消癥。处方：黄芪30g，太子参15g，炒白术12g，茯苓15g，甘草4.5g，怀牛膝15g，天麦冬各12g，白花蛇舌草30g，半枝莲30g，蛇六谷30g，野葡萄藤30g，薏苡仁30g，佛手9g，莪术12g，

14剂。

患者服药后证情平稳，食欲佳，继拟上法调理，2006年5月24日来诊时，已做第8次介入疗法，情况良好，无自觉症状，纳、便均好，舌苔白腻，脉弦滑。拟扶正健脾，解毒化湿。处方：黄芪30g，党参15g，茯苓15g，半枝莲30g，莪棱术各30g，炮山甲12g，制香附12g，枳壳12g，苍白术各12g，薏苡仁30g，女贞子30g，蛇六谷30g，白花蛇舌草30g，甘草4.5g。14剂。患者至今诸症平稳，继拟上方调理。

按语：中医认为癌症的病机乃是由于机体的脏腑阴阳气血的失调，加上外来的致病因素与机体内部所产生的病理因素如痰、湿、气、瘀等相搏结，日久结毒成癌而致。该例患者初诊时由于初作介入治疗，正气虚损较为明显，故而予黄芪、党参益气扶正，白术、薏苡仁等品配补脾土，佐以藿苏梗、枳壳等理气之品，又该患者年老体虚，故以巴戟天、山药补肾固本，诸药共奏扶正护胃固本之功。得谷者昌也，二诊时，患者神色随食欲增加而转好，此时则应在扶正护胃之基础上，针对其积聚之根本，解毒散瘀消痈，故又予白花蛇舌草、半枝莲、蛇六谷等败毒抗癌、消肿散结之品，至今调理2年余，CT复查：肝脏局部肿块较前略有缩小，未见转移病灶。目前无明显自觉症状，证情平稳，继用扶正化瘀，软坚散结中药调理。（王庆其.杏林散叶——王庆其医话医案集.北京：人民卫生出版社，2011.）

卷 中

气运衰旺图说

【原文】

天地互为体用[1]四说[2]察病神机[3]

湿、胃、化 热、小肠、长 风、胆、生 皆陷下不足，先补，则[4]：黄芪、人参、甘草、当归身、柴胡、升麻，乃辛甘发散[5]，以助春夏生长之用也。

土、脾、形 火、心、神 木、肝、血 皆大盛，上乘生长之气，后泻，则：甘草梢子之甘寒，泻火形[6]于肺，逆于胸中，伤气者也。黄芩之苦寒，以泄胸中之热，喘气上奔者也。红花以破恶血[7]，已用黄芩大补肾水，益肺之气，泻血中火燥者也。

寒、膀胱、藏气[8] 燥、大肠、收气[9] 皆大旺，后泻，则：黄芪之甘温，止自汗，实表虚，使不受寒邪。当归之辛温，能润燥，更加桃仁以通幽门[10]闭塞，利其阴路[11]，除大便之难燥者也。

水、肾、精 金、肺、气 皆虚衰不足，先补，则：黄柏之苦寒，除湿热为痿，乘于肾，救足膝无力，亦除阴汗[12]、阴痿[13]，而益精。甘草梢子、黄芩补肺气，泄阴火之下行，肺苦气上逆，急食苦以泄之也。

此初受热中[14]常治之法也，非权也。权者，临病制宜之谓也。

【注解】

〔1〕体用：中国古代哲学的一对范畴。体，事物的本体；用，事物的作用。

〔2〕四说：指文中所讲两补、两泻的法则。

〔3〕神机：疾病变化的奥妙。

〔4〕则：治疗法则。

〔5〕辛甘发散：《素问·至真要大论》："辛甘发散为阳。"意指前述中药有助阳生长之功。

〔6〕形：表现。

〔7〕恶血：瘀血。

〔8〕藏气：膀胱主寒水，在四时生化中主藏气。

〔9〕收气：大肠主燥金，在四时生化中主收气。

〔10〕幽门：即胃之下口。

〔11〕阴路：指肛门，又称后阴。

〔12〕阴汗：阴部出汗之证。

〔13〕阴痿：即阳痿，指阴茎不举。

〔14〕热中：为热邪所中伤。

【评议】

从气运角度论述人体脏腑的生长化收藏及用药之补泻

本篇探讨了自然界对人体的影响及各脏腑的基本治则。题目中的"气运"实则为运气，即五运六气。五运，是指木火土金水五种变化，与人体五脏对应；六气，是指风寒暑湿燥火，与人体六腑对应。自然界通过运气的变化对人体脏腑产生影响。

胃、小肠、胆分别对应化、长、生，容易罹患陷下不足之疾，这时，需要以补为主。药用黄芪、人参、甘草、当归身、柴胡、升麻等辛散甘补之品以助阳。我在临床治疗胃阳不足型功能性消化不良时，常用桂枝、细辛等辛药以通阳。辛属阳主动，"能散能行"，具有发散行气的作用。

脾、心、肝分别属土、火、木，对应人体之形、神、血。如果阴火大盛，乘侮心之生长之气，后泻阴火为治则。药用甘草梢子泻阴火，黄芩泻胸中之热，红花破瘀血，伍黄芩泻血中火燥而益肺气。

膀胱主冬令寒水，主藏气；大肠主秋令燥金，主收气。若气大旺，收藏过度，当用泻的治疗原则。药用黄芪固表止汗，当归养血润燥，桃仁活血通便，除肠中燥结。

肾、肺分别属水、金，对应人体之精、气。若肺肾阴虚不足，要用补的治则。药用黄柏除湿热、益肾精，甘草梢子补肺气，黄芩导阴火下行。

以上是最初为热邪所中伤的常规治法，非权宜之计也。

【医案选录】

陆某，男，76岁。2014年1月9日诊。患者腹胀便秘多年，大便赖药而行，用力排便后易出现肛门脱垂，畏寒肢冷，夜尿频多，外院行胃肠镜检查均正常。既往有冠心病已行冠状动脉介入术，有房颤病史。诊见病人形体消瘦，面色黧黑。舌质淡苔白腻，脉沉弦。以上诸症为脾胃气虚，中气下陷，兼有肾气不足之象。

方拟：当归20g，肉苁蓉30g，柴胡12g，黄芪30g，党参30g，生白术30g，白芍30g，甘草6g，葛根30g，枳壳15g，枳实15g，桂枝15g，火麻仁30g，柏子仁30g，炙鸡内金15g，焦山楂12g，焦神曲12g。上方14剂，水煎服200ml，早晚各1剂。另予蛇床子60g，浓煎1剂，外熏洗。随访：患者先后治疗2个月余，现在大便滋润，每周脱肛1~2次，虽未完全康复，但症状大为减轻。由于煎药不便，遂停药。

按语：中医学认为，脱肛多因老年气血两亏，或由劳倦、房事过度、久病体弱，致气血不足，中气下陷，不能收摄而形成；也有因气热、血热，或因气血两虚兼湿热而脱者。治疗分为内治法与外治法。内治法根据不同辨证，采用补中益气、益气养血、清热利湿、升阳举陷等治疗；外治法为中药熏蒸（外洗坐浴）、针灸、直肠注射、药物外敷乃至手术治疗等。本案患者久病便秘，便时脱肛，形体消瘦，为脾胃气虚，中气下陷之证，且面色黧黑，畏寒肢冷，夜尿频多，为肾气不足、肾阳亏虚的表现。方中以黄芪、党参、生白术补气健脾；当归养血通便；肉苁蓉温阳通便；柴胡、葛根升举阳气；桂枝通阳散寒；火麻仁、柏子仁通便；炙鸡内金、焦山楂、焦神曲助消化；枳壳、枳实行气通便。另蛇床子具有温肾壮阳作用，我的经验，蛇床子浓煎外洗可以治疗痔疮、脱肛等。（王庆其.杏林散墨：王庆其医论医案集.北京：中国中医药出版社，2016.）

【原文】

常道，病则反常矣。春夏，乃天之用[1]也，是地之体[2]也。秋冬，乃天之体[3]也，是地之用[4]也。此天地之常道，既病反常也。

春夏天之用，人亦应之。食罢，四肢跻健，精、气、神皆出[5]，九窍通利是也，口鼻气息，自不闻其音，语声清响如钟。

春夏地之体，人亦应之。食罢，皮肉筋骨血脉皆滑利，屈伸柔和，而骨刚[6]力盛，用力不乏。

【注解】

[1]春夏，乃天之用：指风、热。

[2]地之体：指木、火。

[3]秋冬，乃天之体：指金、水。

[4]地之用：指燥、寒。

[5]出：旺盛。

[6]刚：坚强。

【评议】

常道与常人

常道，为自然界正常的规律。春令风、夏令热，是自然界作用的表现，春主木、夏主火，是自然界事物的本体。秋主金、冬主水，是自然界事物的本体，秋令燥，冬令寒，是自然界作用的表现。人体与自然界息息相应，适应其正常规律即为常人。人体的作用即机体的功能，表现为饮食后，四肢轻健，精、气、神都旺盛，九窍通利，口、鼻气息调和，听不到自己呼吸的声音，语声清晰、响亮，声若洪钟。

人体的本体即形体，表现为饮食后，人体皮肉、筋骨、血脉都得营养的灌注，功能滑利、屈伸自如，筋骨坚强有力，不会疲乏。

饮食劳倦所伤始为热中论

【原文】

古之至人[1]，穷于阴阳之化，究乎生死之际，所著《内外经》[2]，悉言人以胃气为本。盖人受水谷之气以生，所谓清气[3]、营气、运气[4]、卫气、春升之气[5]，皆胃气之别称也。夫胃为水谷之海，饮食入胃，游溢精气，上输于脾，脾气散精，上归于肺，通调水道，下输膀胱，水精四布，五经并行，合于四时五脏阴阳，揆度以为常也。

若饮食失节，寒温不适，则脾胃乃伤；喜怒忧恐，损耗元气。既脾胃气衰，元气不足，而心火独盛。心火者，阴火[6]也，起于下焦[7]，其系系于心[8]。心不主令，相火[9]代之。相火、下焦包络之火[10]，元气之贼也。火与元气不两立，一胜则一负。脾胃气虚则下流于肾[11]，阴火得以乘其土位。故脾证[12]始得，则气高而喘，身热而烦，其脉洪大而头痛，或渴不止，其皮肤不任风寒，而生寒热。盖阴火上冲，则气高喘而烦热，为头痛、为渴、而脉洪。脾胃之气下流，使谷气不得升浮，是春生之令不行，则无阳以护其荣卫，则不任风寒，乃生寒热，此皆脾胃之气不足所致也。

然而与外感风寒所得之证颇同而实异。内伤脾胃，乃伤其气；外感风寒，乃伤其形。伤其外为有余，有余者泻之；伤其内为不足，不足者补之。内伤不足之病，苟误认作外感有余之病而反泻之，则虚其虚也。实实虚虚[13]，如此死者，医杀之耳！然则奈何？惟当以辛甘温之剂，补其中而升其阳，甘寒以泻其火则愈矣。经曰劳者温之，损者温之[14]。盖温能除大热，大忌苦寒之药损其脾胃。脾胃之证，始得则热中，今立治始得之证。

【注解】

[1] 至人：指能够掌握天地阴阳变化规律，脱离时俗，善于保全

精气神，养生水平很高的人。

　　［2］《内外经》：指《黄帝内经》《黄帝外经》，后者亡佚。见《汉书·艺文志》记载。

　　［3］清气：指水谷精气。

　　［4］运气：指运行于经脉之精气。

　　［5］春升之气：指主持人体的生发之气，犹如春天的升发之气。亦可理解为贯心肺而行呼吸的宗气。

　　［6］阴火：因饮食劳倦、喜怒忧思所生之火，属心火。

　　［7］下焦：指肾。

　　［8］系于心：足少阴肾经上行至胸中与手厥阴心包经相连。

　　［9］相火：此指阴火，能够戕害元气。

　　［10］下焦包络之火：下焦离位之阴火干犯心包而成包络之火。

　　［11］下流于肾：指脾胃气虚下陷。

　　［12］脾证：脾胃证候。

　　［13］实实虚虚：实证反用补药，为实实；虚证反用泻药，为虚虚。

　　［14］劳者温之，损者温之：语出《素问·至真要大论》。

【评议】

阴火本质及疾病性质

　　《素问·调经论》言，"阴虚生热，虚生寒"；朱丹溪言"气有余便是火"，张介宾说"气不足，便是寒"。而李氏的理论是气虚，尤其是元气不足，导致心火内盛，临床出现火热之象。详细论之，李东垣的学说常以"郁"字理论，"阳气怫郁"，气之运动，升降出入，是保持机体正常生命活动之基础，而气的活动异常，即气机的逆乱，则导致病理现象的产生，如果气郁遏于内，久郁而化火，此乃实火。《素问·阴阳应象大论》云："壮火之气衰，少火之气壮。壮火食气，气食少火。壮火散气，少火生气。"因郁而成的火是壮火，壮火逐渐消耗机体的元气，导致机体气虚。本节所讲的"火与元气不两立，一胜则一负"即是此理。另外，肝主疏泄条达，肝气郁结，木郁乘脾土，脾气受损，而致脾气虚弱。脾虚，气血运化乏源，临床表现为气血虚弱；脾虚，水湿内停，聚而成湿热。因此，李东垣针对所谓的气虚发热的主方，如补中益气汤、补脾胃泻阴火升阳汤、升阳散火汤，三方均以健脾胃、辛散、清热的药物为组合，无非是各自的侧重点不同而已。以方测证，李东垣所说的阴火上冲，临床实际上就是一虚实夹杂之证。后世常将李氏方中的柴胡、葛根、升麻、羌活等认为是升阳之药；然而在中药的药理作用中，该类药物都有辛散退热作用，同时像葛根、升麻性凉，有清热解毒作用。

【医案选录】

曾治疗一反复发作的重症口腔溃疡患者。患者溃疡累及口腔内黏膜以及唇周，病情缠绵2年余，局部灼热疼痛，影响进食。处方：黄芪30g，太子参20g，茯苓15g，炒白术12g，生地黄12g，熟地黄12g，附片9g，肉桂3g，细辛9g，生石膏30g，升麻30g，苦参12g，连翘12g，生甘草6g，胡黄连9g，珍珠母30g。7剂后，患者唇周及口腔内黏膜溃疡的现象明显好转。此后，以此法治疗1个月，患者口腔及唇周黏膜溃疡消失，仅有些干裂。

按语：此例患者的发病，非常符合李氏阴火上冲，熏蒸口舌。按照李氏之法，此时以补气为主，升麻、柴胡少少用之，升提内陷之阳。但此方中升麻达30g，石膏30g。我师裘沛然先生认为，升麻升提作用是明后医家的误解，升麻真正的作用是清热解毒，发散解肌透疹，如《伤寒论》中的升麻鳖甲汤治疗阴阳毒。因此，李氏所论之阴火，应当是以气虚为本，实火为标之病理现象。（王庆其. 杏林散墨：王庆其医论医案集. 北京：中国中医药出版社，2016.）

【原文】

补中益气汤

黄芪（病甚劳役，热甚者一钱） 甘草（炙）已上各五分 人参（去芦，有嗽去之）三分

已上三味，除湿热烦热之圣药也。

当归身（酒焙干或日干[1]，以和血脉）二分 橘皮（不去白，

以导滞气，又能益元气，得诸甘药乃可，若独用泻脾胃）二分或三分　升麻（引胃气上腾而复其本位，便是行春升之令）二分或三分　柴胡（引清气，行少阳之气上升）二分或三分　白术（除胃中热，利腰脐间血）三分

上件药㕮咀，都作一服，水二盏，煎至一盏，量气弱、气盛，临病斟酌水盏大小，去柤，食远[2]稍热服。如伤之重者，不过二服而愈，若病日久者，以权立加减法治之。

如腹中痛者，加白芍药五分，炙甘草三分。如恶寒、冷痛者，加去皮中桂（桂心是也）一分或三分。如恶热喜寒而腹痛者，于已加白芍药二味中更加生黄芩三分或二分。如夏月腹痛而不恶热者，亦然，治时热也。如天凉时恶热而痛，于已加白芍药、甘草、黄芩中，更少加桂。如天寒时腹痛，去芍药，味酸而寒故也，加益智三分或二分，或加半夏五分、生姜三片。

如头痛，加蔓荆子二分或三分。如痛甚者，加川芎二分。如顶痛、脑痛，加藁本三分或五分。如苦痛者，加细辛（华阴[3]者）二分。诸头痛者，并用此四味足矣。如头上有热，则此不能治，别以清空膏[4]主之。

如脐下痛者，加真熟地黄五分，其痛立止。如不已者，乃大寒也，更加肉桂（去皮）二分或三分，《内经》所说，少腹痛皆寒证，从复法相报[5]中来也。经云：大胜必大复，从热病中变而作也。非伤寒厥阴之证也。（仲景以抵当汤并丸主之，乃血结下焦膀胱也）

如胸中气壅滞，加青皮二分，如气促少气者去之。

如身有疼痛者，湿；若身重者，亦湿，加去桂五苓散一钱。如风湿相搏，一身尽痛，加羌活、防风、藁本根，已上各五分，升麻、苍术，已上各一钱，勿用五苓，所以然者，为风药已能胜湿，故别作一服与之。如病去，勿再服，以诸风之药，损人元气而益其病故也。

如大便秘涩，加当归梢一钱，闭涩不行者，煎成正药[6]，先用一口，调玄明粉五分或一钱，得行则止。此病不宜下，下之恐变凶

证也。

如久病痰嗽者，去人参，初病者勿去之。冬月或春寒，或秋凉时，各宜加去根节麻黄五分。如春令大温，只加佛耳草三分，款冬花一分。如夏月病嗽，加五味子三十二枚，麦门冬（去心）二分或三分。如舌上白滑苔者，是胸中有寒，勿用之。如夏月不嗽，亦加人参三分或二分，并五味子、麦门冬各等分，救肺受火邪也。

如病人能食而心下痞，加黄连一分或三分。如不能食，心下痞，勿加黄连。如胁下痛，或胁下急缩，俱加柴胡三分，甚则五分。

上一方加减，是饮食劳倦，喜怒不节，始病热中，则可用之；若未传为寒中[7]，则不可用也。盖甘酸适足益其病尔，如黄芪、人参、甘草、芍药、五味子之类也。

今详《内经》《针经》[8]，热中、寒中之证列于下。

《调经论》云："血并[9]于阳，气并于阴，乃为炅中[10]。血并于上，气并于下，心烦惋[11]善怒。"又云："其生于阴者，得之饮食居处，阴阳[12]喜怒。"又云："有所劳倦，形气衰少，谷气不盛，上焦不行，下脘不通，胃气热，热气熏胸中，故曰内热。""阴盛生内寒，厥气上逆，寒气积于胸中而不泻，不泻则温气去，寒独留，寒独留则血凝泣，血凝泣则脉不通，其脉盛大以涩，故曰寒中。"

先病热中证者，冲脉之火，附二阴[13]之里，传之督脉。督脉者，第二十一椎下长强穴[14]是也，与足太阳膀胱寒气为附经[15]。督脉其盛也，如巨川之水，疾如奔马，其势不可遏。太阳寒气细细如线，逆太阳，寒气上行，冲顶入额，下鼻尖，入手太阳于胸中。手太阳者，丙[16]，热气也。足膀胱者，壬[17]，寒气也。壬能克丙，寒热逆于胸中，故脉盛大。其手太阳小肠热气不能交入膀胱经者，故十一经[18]之盛气积于胸中，故其脉盛大。其膀胱逆行，盛之极，子能令母实[19]。手阳明大肠经金，即其母也，故燥旺。其燥气挟子之势[20]，故脉涩而大便不通。以此言脉盛大以涩者，手阳明大肠脉也。

《黄帝针经》[21]："胃病者，腹胀，胃脘当心而痛，上支两胁，膈咽不通，饮食不下，取三里[22]以补之。"

若见此病中一证，皆大寒，禁用诸甘酸药，上已明之矣。

【注解】

[1] 日干：即晒干。

[2] 食远：即半空腹状态。

[3] 华阴：地名，位于陕西省境内，《名医别录》载："细辛生华阴山谷。"

[4] 清空膏：羌活三两、黄芩（酒炒）三两、黄连（酒炒）二两、防风二两、柴胡七钱、川芎五钱、甘草（炙）一两五钱，研末，每次服二至五钱，茶清少许调如膏状，开水送服。

[5] 复法相报：本气有余为胜，他气相报为复。

[6] 正药：即补中益气汤。

[7] 寒中：指邪在脾胃的里寒证。

[8] 《针经》：指《灵枢》。

[9] 并：意指相并、相倾。

[10] 炅中：即热中。

[11] 烦悗：烦闷。

[12] 阴阳：此指男女房事。

[13] 二阴：指足少阴。

[14] 长强穴：督脉穴，在第二十一椎脊尾骨端。

[15] 附经：督脉起于下极之俞，并于脊里，上至风府，入属于脑；足太阳膀胱经从颠入络脑，下项、夹脊、抵腰，与督脉循行路线相依附。

[16] 丙：天干之一，在五行属火，代表手太阳小肠。

[17] 壬：天干之一，在五行属水，代表足太阳膀胱。

[18] 十一经：指十二经除外手太阳一经。

[19] 子能令母实：子，指足太阳膀胱（水）；母，指手阳明大肠（金）。子气盛会影响母气，使其充实。

[20] 燥气挟子之势：燥气，指手阳明大肠，属金，主燥；子，指

足太阳膀胱,属水,主寒。此燥气与寒水相夹杂,故见脉涩便秘。

[21]《黄帝针经》:指《灵枢》。

[22]三里:指足三里穴,位于膝下外侧三寸。

【评议】

补中益气汤加减法及适应证

补中益气汤中,黄芪、甘草、人参三味药,被李东垣誉为除湿热、烦热的良药;当归和利血脉;橘皮与甘药相伍,既可行气,又能益元气;升麻引胃气上升而恢复其本位;柴胡升举清阳以使少阳升发之气上升;白术可除胃中湿热,和利腰脐血脉。

李东垣对补中益气汤的加减法从腹痛、头痛、身痛、便秘、咳嗽、心下痞、胁下痛等方面做了详细介绍。腹痛者,加白芍、甘草;若恶寒冷痛,加桂心;若恶热喜寒而腹痛,或夏月腹痛而不恶热者,加白芍、甘草、黄芩;若天凉恶热而腹痛,加白芍、甘草、黄芩、肉桂;若天冷腹痛,则去白芍,加益智仁,或加半夏、生姜。头痛者,加蔓荆子;若疼痛剧烈,加川芎;若头顶痛、脑痛,加藁本;若头痛持久,加华阴细辛。脐下痛者,加熟地黄;若仍疼痛不止,再加肉桂。胸中气机壅滞者,加青皮;若短气而促的,则不用。身体疼痛及身重者,加去桂五苓散。风湿相搏,浑身疼痛者,加羌活、防风、藁本、升麻、苍术。大便秘结者,加当归尾;大便燥结不通者,以补中益气汤调服玄明粉。若病久伴咳嗽咯痰者,去人参,刚开始发病则不必去;若在冬季,或春寒,或秋凉时,宜加去根节麻黄;若春季转暖,只需加佛耳草、款冬花;若夏月咳嗽,加五味子、麦冬,舌苔白滑者则不加;夏月不咳嗽者,也加人参、五味子、麦冬,以救肺气而泻火邪。若能食而心下痞者,加黄连,不能食而心下痞者则不加。若胁下作痛,或胁下挛急收缩者,均加柴胡。

上述补中益气汤的加减法,适合于饮食劳倦,喜怒不节导致的初起表现为热中之病者。如果热中后来传变为寒中,则不可使用。因为黄芪、人参、甘草、白芍、五味子等甘酸之品会加重病情。为了能够区分热中和寒中,李氏还引用《素问·调经论》的原文,对二者的病因病机做了论述。在症状上,《灵枢·邪气脏腑病形》云:"胃病者,腹䐜胀,胃脘当心而痛,上支两胁,膈咽不通,食饮不下,取之三里也。"李氏认为,如果出现这些症状中的一种,就有可能属大寒证,不宜用补中益气汤。

补中益气汤作为《脾胃论》的核心方剂,在现代被广泛应用于临床各科,可以治疗发热、感冒、低血压、胆汁反流性胃炎、腹泻、胃下垂、直肠脱垂、尿潴留、尿失禁、慢性肾盂肾炎、白细胞减少症、重症肌无力、功能失调性子宫出血、小儿尿频、口腔溃疡等多种疾病。我在临床对于脾胃虚弱引起的各种疾病,多用补中益气汤化裁治疗,常可取得理想疗效。曾闻姜春华先生治一感冒屡不愈,后用补中益气汤热平。裘老治发热,每伍以黄芪。既有扶正达邪之意,又寓补气退热之义。

【医案选录】

阎某,女,38岁。2011年3月21日就诊。患者形体消瘦,有胃下垂病史多年。数月来有不规则低热史,体温介于37~37.6℃,常有面部烘热感,或数天1次,或一天数次,经用西药抗生素治疗,未获治愈。诊其头目眩晕,纳呆腹胀,口淡不渴,气短心悸,言语声低,面色无华,眼睑发白,月经愆期、量少。唇舌淡白少苔,脉象沉细无力。辨证属气虚发热,营卫不和。治以甘温除热之法,予补中益气汤加减。黄芪20g,党参15g,当归、白术各12g,柴胡、升麻各9g,炙甘草6g,生姜9g,大枣7枚。服5剂而热退,续按上方服14天,未见复发。

按语:此案患者低热缘起脾胃气虚,健运失职,不能化生营血,血虚引起发热,故可见头目眩晕、面色无华、眼睑发白、月经愆期等一派血虚之证。治疗当求其本,以甘温除热之代表方补中益气汤治之。药证合拍,故疗效甚佳。

脾胃虚弱随时为病随病制方

【原文】

夫脾胃虚弱，必上焦之气不足，遇夏天气热盛，损伤元气，怠惰嗜卧，四肢不收，精神不足，两脚痿软，遇早晚寒厥[1]，日高之后，阳气将旺，复热如火。乃阴阳气血俱不足，故或热厥[2]而阴虚，或寒厥而气虚，口不知味，目中溜火，而视物䀮䀮[3]无所见，小便频数，大便难而结秘，胃脘当心而痛，两胁痛或急缩，脐下周围如绳束之急，甚则如刀刺，腹难舒伸，胸中闭塞，时显呕哕[4]，或有咳嗽，口沃[5]白沫，舌强，腰、背、胛眼皆痛，头痛时作，食不下，或食入即饱，全不思食，自汗尤甚，若阴气覆在皮毛之上，皆天气之热助本病也，乃庚大肠[6]、辛肺金[7]为热所乘而作。当先助元气，理治庚辛之不足，黄芪人参汤主之。

黄芪人参汤

黄芪一钱（如自汗过多，更加一钱）　升麻六分　人参（去芦）　橘皮（不去白）　麦门冬（去心）　苍术（无汗更加五分）　白术已上各五分　黄柏（酒洗，以救水之源）　炒曲以上各三分　当归身（酒洗）　炙甘草以上各二分　五味子九个

上件同㕮咀，都作一服。水二盏，煎至一盏，去柤。稍热服，食远或空心服之，忌酒、湿面、大料物之类，及过食冷物。

如心下痞闷，加黄连二分或三分。如胃脘当心痛，减大寒药[8]，加草豆蔻仁五分。如胁下痛，或缩急，加柴胡二分或三分。如头痛，目中溜火，加黄连二分或三分，川芎三分。如头痛，目不清利，上壅上热，加蔓荆子、川芎已上各三分，藁本、生地黄已上各二分，细辛一分。如气短，精神如梦寐之间，困乏无力，加五味子九个。

如大便涩滞，隔一二日不见者，致食少、食不下，血少、血中伏火而不得润也，加当归身、生地黄、麻子仁泥已上各五分，桃仁（汤泡去皮尖，另研）三枚。如大便通行，所加之药勿再服。如大便

又不快利，勿用别药，少加大黄（煨）五分。如不利者，非血结血秘而不通也。是热则生风，其病人必显风证，单血药不可复加之，止常服黄芪人参汤药。只用羌活、防风已上各五钱，二味，㕮咀，以水四盏，煎至二盏，去柤，空心服之，其大便必大走也，一服便止。

如胸中气滞，加青皮（皮薄清香可爱者）一分或二分，并去白橘皮倍之，去其邪气。此病本元气不足，惟当补元气，不当泻之。如气滞大甚，或补药大过，或病人心下有忧滞郁结之事，更加木香、缩砂仁已上各二分或三分，白豆蔻仁二分，与正药[9]同煎。

如腹痛不恶寒者，加白芍药五分，黄芩二分，却减五味子。

【注解】

[1] 寒厥：指手足逆冷。

[2] 热厥：指手足发热。

[3] 眊眊：眼目昏蒙，视物不清。

[4] 呕哕：有声有物为呕，有声无物为哕。

[5] 沃：泛出。

[6] 庚大肠：天干中的庚，代表大肠。

[7] 辛肺金：天干中的辛，代表肺，五行属金。

[8] 大寒药：指黄柏。

[9] 正药：指黄芪人参汤。

【评议】

黄芪人参汤主症及加减运用

脾胃虚弱，以致上焦宗气不足，加之夏日天气热盛，元气耗损，热邪乘虚侵袭肺与大肠，临床可表现为怠惰嗜卧，精神不振，两脚痿软，口中无味，眼冒火花，视物不清，小便频数，大便秘结，胃脘心窝部疼痛，两胁疼痛或挛缩，脐下周围若用绳捆起样拘急，严重者如刀刺，腹不得舒，胸中痞塞，时有呕吐，或见咳嗽咯痰，口吐白沫，舌体僵硬，腰椎、脊背、肩胛、眼目都觉疼痛，头痛阵作，饮食不下，或食入即饱，不欲进食，自汗不止，皮肤时冷。此类疾病的治疗应当先扶助正气，调理肺与大肠的不足，为黄芪人参汤所治。至于加减法，李东垣对心下痞闷、胃脘当心痛、胁下痛、头痛、气短无力、大便不畅、胸中气滞、腹痛不恶寒等合并症的治疗分别做了论述，值得临床进一步研究和应用。现代临床上，黄芪人参汤常被用于治疗小儿夏季热、神经衰弱、病毒性心肌炎、重症肌无力、中风后遗症、慢性萎缩性胃炎等各科疾病。

【医案选录】

宋某，男，9岁，1996年5月25日初诊。患儿每年春末夏初即出现发热，体温多波动在37.5～38℃之间，伴纳差、身倦乏力、消瘦，立秋后自然好转，反复发作3年，曾多次前往儿科诊治，均诊断为夏季热，予能量合剂、抗生素等治疗无效，乃转中医科治疗。查：舌质淡红，苔薄黄，脉虚数。证属中医"疰夏"，病由素体阴虚脾弱，兼夹湿邪，入夏阳气外泄，中气不足，脾失运化，暑湿困脾所致。予黄芪人参汤加减：太子参30g，黄芪、麦冬、佩兰、青蒿、白术、炒神曲各9g，苍术、陈皮、当归各6g，升麻、黄柏、炙甘草、五味子各3g。水煎服，每日1剂，每日3次，每次100ml。上方服6剂，体温基本恢复正常，精神转佳，食欲转佳。效不更方，再服8剂，诸症悉除，体重增，随访2年未见复发。［丛树芹.黄芪人参汤治疗小儿夏季热.四川中医，2000，18（9）：42.］

【原文】

夫脾胃虚弱，遇六七月间，河涨霖雨，诸物皆润，人汗沾衣，身重短气，甚则四肢痿软，行步不正，脚歆眼黑欲倒，此肾水与膀胱俱竭之状也，当急救之。滋肺气以补水之上源，又使庚大肠不受邪热，不令汗大泄也。汗泄甚则亡津液，亡津液则七神[1]无所依。经云："津液相成，神乃自生。"津者，庚大肠所主，三伏[2]之义，为庚金受囚也。若亡津液、汗大泄，湿令亢甚，则清肃之气亡，燥金受囚，风木无可以制。故风湿相搏，骨节烦疼，一身尽痛，亢则害，承乃制[3]是也。孙思邈云：五月常服五味子。是泻丙火[4]、补庚大肠、益五脏之元气。壬膀胱之寒已绝于巳[5]，癸肾水已绝于午[6]。今更逢湿旺，助热为邪，西方、北方[7]之寒清绝矣。圣人立法夏月宜补者，补天元之真气[8]，非补热火也，令人夏食寒是也。为热伤元气，以人参、麦门冬、五味子生脉。脉者，元气也。人参之甘，补元气，泻热火也；麦门冬之苦寒，补水之源而清肃燥金也；五味子之酸以泻火，补庚大肠与肺金也。

【注解】

[1] 七神：《难经·三十四难》载"五脏有七神"，指魂、魄、精、神、意、智、志等精神活动。

[2] 三伏：即初伏、中伏、末伏，一年中最热的时候。夏至后第三庚日为初伏、第四庚日为中伏，立秋后第一庚日为末伏。伏，金气伏藏之意。

[3] 亢则害，承乃制：指五行中一方过亢可能害物，但随即导致另一方的克制。

[4] 丙火：天干中丙，在五行属火，在人体代表小肠。

[5] 巳：属地支，为十二时辰之一。

[6] 午：属地支，为十二时辰之一。

[7] 西方、北方：西方指金，在人为肺；北方指水，在人为肾。

[8] 天元之真气：指先天真元之气，即元气。

【评议】

留得一分津液，便有一分生机

脾胃虚弱者，若遇农历六七月份，阴雨连绵，汗湿沾衣，则会出现身体困重，短气倦怠，严重者还会四肢痿软不收，行走不正，脚步偏斜，眼目昏黑欲倒，此为肾与膀胱虚竭之兆。"虚则补其母"，此时急宜滋养肺金之气以救肾水，同时又要保护大肠不受邪热侵害。大肠主津，若邪热侵袭，易致大汗宣泄，严重者或有亡津之患。《素问·六节脏象论》言："津液相成，神乃自生。"指出人体神气的产生以津液的生成为基础。若津液亡竭，则魂魄精神意智志等无所依附，病情危矣。温病学派中有句名言，"留得一分津液，便有一分生机"，亦是说明人体津液之重要性。

孙思邈曾言，五月常服五味子，缘其可以泻小肠之火、补大肠及益五脏之气。古代先贤立法夏天应补，是补真元之气，而非助长火热。此时可用生脉散（人参、麦冬、五味子）补气养阴生津。其中人参大补元气，益肺生津；麦冬甘寒养阴润燥补肺，使清肃之气通行；五味子味酸以泻火热，补益肺与大肠之阴液。生脉散出自金代张元素之《医学启源》，李东垣师从张元素，对其用药多有继承和发挥，下文中会讲到枳术丸，与此类似。《医学启源》中生脉散被用作"补肺中元气不足"，李东垣将其功效主治改为暑热耗气伤津证，清代汪昂解释此方说："人参甘温，大补肺气为君；麦冬止汗，润肺滋水，清心泻热为臣；五味酸温，敛肺生津，收耗散之气为佐。盖心主脉，肺朝百脉，补肺清心，则元气充而脉复，故曰生脉也。夏月炎暑，火旺克金，当以保肺为主，清晨服此，能益气而祛暑也。"所言可供参考。现代临床上常用生脉散治疗冠心病心绞痛、慢性心力衰竭、扩张型心肌病、非小细胞肺癌等心血管系统、呼吸系统疾病，以及急危重病属气阴两虚者。

【医案选录】

何某，男，77岁，因"喘促1年余，加重2月"入院。患者2012年8月因突发胸痛至某三甲医院就诊，诊断为广泛性前壁心肌梗死，行经皮冠状动脉介入治疗、冠脉支架置入术。治疗后，胸痛缓解，此后患者时有喘促，无明显心慌。患者平素口服波利维（75mg，每日1次）、倍他乐克缓释片（47.5mg，每日1次）、地高辛（0.125mg，每日1次）、速尿（20mg，每日1次）、安体舒通（20mg，每日1次）。2013年8月，其突发脑梗死，予抗凝及活血等治理后遗留右侧肢体活动不利伴吞咽困难、言语不利，胸闷、喘促、症状明显加重，动则甚，为求进一步治疗收入病房。此次发病以来，患者无发热，无二便失禁，无一过性黑矇，无胸闷胸痛，无端坐呼吸，无尿少肢肿。病史：患者有糖尿病、高尿酸血症病史5年，有房颤病史半年余，平素未正规服用抗凝药物。否认内科其他慢性疾病病史。

刻下症见：患者喘促时作，活动后加剧，尚能平卧，右侧肢体活动不利，失语，时有咳痰，留置胃管，二便调，夜寐安。体格检查：T37℃，P82次/min，R20次/min，BP120/80mmHg。患者神清，精神尚可，失语，面色少华，双瞳孔等大等圆，直径2.5mm，对光反射存在，球结膜无水肿，两侧额纹对称，双侧鼻唇沟对称。颈软无抵抗。两肺呼吸音粗，两下肺可闻及少量湿啰音。心率82次/min，心房颤动，见频发室性期前收缩。左侧肢肌力近端Ⅲ级、远端Ⅴ级，左下肢肌力Ⅴ级，右上肢肌力0级；右下肢肌力Ⅰ¯级；右侧肌张力减退；右侧肢体深、浅感觉缺失，右侧霍夫曼征（+），右侧巴宾斯基征（±），余病理征（-）。舌红苔腻剥脱，脉细弱结代。辅助检查：B型钠尿肽（2013年10月18日）94pg/ml；心肌酶谱检查示乳酸脱氧429U/L，余基本正常；血常规正常；超敏C反应蛋白（2013年10月20日）21.45mg/L；24小时动态心电图示心房颤动（平均心率80次/min），频发室性期前收缩，部分成对，部分呈联律，室性心动过速，偶见加速性室性自主心律；阵发性T波改变。

西医诊断：①冠状动脉粥样硬化性心脏病，陈旧性广泛前壁心肌梗死，经皮冠状动脉介入治疗、冠脉支架置入术后。②心律失常，心房颤动，室性期前收缩。③心功能不全，心功能Ⅲ～Ⅳ级。④脑梗死恢复期。⑤2型糖尿病。⑥高尿酸血症。中医诊断：喘证，气阴两虚证。

本案患者慢性心功能不全，尿量尚可，目前以喘、气短为主，活动后明显，"劳则气耗"，属心气虚衰，脉结代、舌红、怕冷为阴阳两虚，治以益气养阴、固摄阳气之法。方用生脉饮加参、桂、附、芪加减。方药如下：西洋参10g，红参5g（可逐步加量），麦冬12g，五味子9g，肉桂6g，黄芪30g，山茱萸10g，煅龙骨30g，牡蛎30g，生地黄30g，白芍15g，甘草6g。3剂。用法：浓煎100ml，分早、中、晚3次鼻饲。

按语：生脉饮益气养阴，是治疗气阴两虚的基本方。对于气阴两虚的重症患者，多加用西洋参、黄芪、生地黄，增强益气养阴的作用，既补肺气，也补心气。此类患者，需防心气耗散虚脱，五味子可收敛心气；加山茱萸、煅龙骨、牡蛎则滋阴潜阳；白芍既可与生地黄合用加强养阴之效，又能取酸味之收敛功效；肉桂温阳纳气，契合本病之所需。全方以补益心气为主，兼顾阴阳。患者长期卧床，留置胃管，可酌加运化之品，如藿梗、苏梗、香橼皮、焦山楂、焦神曲等。（王庆其.杏林散墨：王庆其医论医案集.北京：中国中医药出版社，2016.）

【原文】

当此之时，无病之人亦或有二证。或避暑热，纳凉于深堂大厦得之者，名曰中暑[1]。其病必头痛恶寒，身形拘急，肢节疼痛而烦心，肌肤大热无汗。为房屋之阴寒所遏，使周身阳气不得伸越，世多以大顺散[2]主之是也。若行人或农夫，于日中劳役得之者，名曰中热[3]。其病必苦头痛，发躁热，恶热，扪之肌肤大热，必大渴引饮，汗大泄，无气以动，乃为天热外伤肺气，苍术白虎汤[4]主之。洁古云："动而得之为中热，静而得之为中暑。"中暑者，阴证，当发散也；中热者，阳证，为热伤元气，非形体受病也。

【注解】

[1]中暑：中，中伤。此指暑月为阴寒之邪所中伤，属于阴暑，与后世所称中暑不同。

[2]大顺散：由甘草、干姜、杏仁、肉桂组成，功可发散阴寒。

[3]中热：暑月为暑热所中伤，属于阳暑，即后世所称之中暑。

[4]苍术白虎汤：由苍术、石膏、知母、甘草、粳米组成，功可清暑热、化湿浊。

【评议】

中暑与中热

暑热之天，常人易患两种疾病，即中暑与中热。李氏所言中暑，实为感受阴寒邪气之阴暑也，属阴证，全身阳气不得舒展，常表现为头痛恶寒，浑身拘急，肢体骨节疼痛，心烦躁乱，发热恶寒，一般用大顺散温散寒邪。中热，则为现在常说之中暑，属阳证，为暑热所中伤，肺气被耗伤，常表现为头痛，躁热，恶热，肌肤大热，口渴引饮，多汗乏力，李氏用苍术白虎汤治之，以清暑化湿。当今临床上，明辨此二者亦实属必要。须知暑天亦有中寒之疾，莫作中暑治之，以免有南辕北辙之虞。

【原文】

若虚损脾胃，有宿疾之人，遇此天暑，将理失所[1]，违时伐化[2]，必困乏无力，懒语气短，气弱气促，似喘非喘，骨乏无力，其形如梦寐，朦朦如烟雾中，不知身所有也，必大汗泄。若风犯汗眼[3]，皮肤必搐，项筋[4]、皮枯、毛焦，身体皆重，肢节时有烦疼或一身尽痛，或渴或不渴，或小便黄涩，此风湿相搏也。头痛或头重，上热壅盛，口鼻气短、气促，身心烦乱，有不乐生之意，情思惨凄，此阴胜阳之极也。病甚，则传肾肝为痿、厥。厥者，四肢如在火中，为热厥；四肢寒冷者，为寒厥。寒厥则腹中有寒，热厥则腹中有热，为脾主四肢故也。若肌肉濡渍[5]，痹而不仁，传为肉痿证，证中皆有肺疾，用药之人当以此调之。气上冲胸，皆厥证也。痿者，四肢痿软而无力也，其心烦冤不止。厥者，气逆也，甚则大逆[6]，故曰厥逆。其厥、痿多相须[7]也。

于前已立黄芪人参五味子麦门冬汤[8]中，每服加白茯苓二分，泽泻四分，猪苓、白术已上各一分。如小便快利，不黄涩者，只加泽泻二分，与二术[9]上下分消其湿。如行步不正，脚膝痿弱，两足欹侧者，已中痿邪，加酒洗黄柏、知母三分或五分，令二足涌出气力矣。如汗大泄者，津脱也，急止之，加五味子六枚，炒黄柏五分，炒知母三分。不令妨其食，当以意斟酌；若防食则止，候食进则再服。三里、气街[10]，以三棱针[11]出血；若汗不减不止者，于三里穴下三寸上廉穴[12]出血。禁酒、湿面。

夫痿者，湿热乘肾肝也，当急去之。不然，则下焦元气竭尽而成软瘫，必腰下不能动，心烦冤而不止也。若身重减，气不短，小便如常，及湿热之令退时，或所增之病气退者，不用五味子、泽泻、茯苓、猪苓、黄柏、知母、苍术、白术之药，只依本病中证候加减，常服药亦须用酒黄柏二分或三分。如更时令，清燥之气大行，却加辛温泻之；若湿气胜，风证不退，眩运[13]麻木[14]不已，除风湿羌活汤主之。

除风湿羌活汤

羌活一两　防风（去芦）　苍术（酒浸，去皮）　黄芪已上各一钱　升麻七分　炙甘草　独活　柴胡已上各五分　川芎（去头痛）　黄柏　橘皮　藁本已上各三分　泽泻（去须）一分　猪苓（去黑皮）　茯苓已上各二分　黄连（去须）一分

上㕮咀，每服秤三钱或五钱，水二盏，煎至一盏，去柤，稍热服。量虚实施用，如有不尽证候[15]，根据加减法用之。

【注解】

[1]将理失所：指调理不当。

[2]违时伐化：违背四时生化规律。

[3]汗眼：汗孔。

[4]项筋：颈部静脉粗露。

[5]濡渍：被湿邪浸渍。

[6]大逆：气逆昏厥。

[7]相须：相互影响。

[8]黄芪人参五味子麦门冬汤：即黄芪人参汤。

[9]二术：白术、苍术。

[10]气街：即气街穴，位于小腹下方腹股沟处。

[11]三棱针：针刺用具，针体圆，针尖呈三棱状，有刃。

[12]上廉穴：位于三里下三寸两筋骨凹陷中。

[13]眩运：即眩晕。

[14]麻木："气不至则麻，血不至则木"，四肢肌肉的气血不畅而知觉变动状。

[15]不尽证候：指文中未述及的各种症状。

【评议】

脾胃虚损之人，若遇暑热之天，调理不当，易出现困乏无力，少

气懒言，气促汗出，似喘非喘等气虚之症。如遭风邪侵袭，风湿相搏，则又会出现皮肤因冷起粟，颈筋粗露，皮毛干枯憔悴，身体沉重，肢体骨节酸痛或一身都痛，口或渴或不渴，或有小便黄而不畅等症状。病变严重者，可传至肝肾，发为痿证或厥证。治疗上，在黄芪人参汤基础上加白茯苓、泽泻、猪苓、白术；若小便通利而不黄者，只加泽泻、白术、苍术即可；若已成痿证，则加酒洗黄柏、知母；若汗出不止，津液将脱者，急加五味子、炒黄柏、炒知母，同时取足三里、气街用三棱针刺出血，如汗出仍不止，再取上廉穴针刺出血。

痿证因湿热侵犯肝肾所致，急宜祛湿邪。如至秋季燥气流行时，应加辛温药清泄余湿；如湿邪偏胜，眩晕、麻木等风证不减者，则用除风湿羌活汤治之。方中羌活一两为主药，祛风除湿；防风、独活、柴胡、升麻、川芎、藁本，皆为风药，以助羌活胜湿之功；茯苓、猪苓、泽泻、苍术，皆为淡药，以助羌活除湿之功；黄芪、炙甘草、橘皮补中理气，气行则湿邪可除；黄连清湿中余热。

【原文】

夫脉弦、洪、缓而沉，按之中、之下得时一涩，其证四肢满闷，肢节烦疼，难以屈伸，身体沉重，烦心不安，忽肥忽瘦，四肢懒倦，口失滋味，腹难舒伸，大小便清利而数，或上饮下便，或大便涩滞不行，一二日一见，夏月飧泄，米谷不化，或便后见血、见白脓，胸满短气，膈咽不通，或痰嗽稠黏，口中沃沫，食入反出，耳鸣耳聋，目中流火，视物昏花，努肉[1]红丝，热壅头目，不得安卧，嗜卧无力，不思饮食，调中益气汤主之。

调中益气汤

黄芪一钱　人参（去芦头，有嗽者去之）　甘草　苍术已上各五分　柴胡（一味为上气不足、胃气与脾气下溜，乃补上气，从阴引阳也）　橘皮（如腹中气不得运转，更加一分）　升麻已上各二分　木香一分或二分

上件锉麻豆大，都作一服，水二大盏，煎至一盏，去楂。带热、

宿食消尽服之，宁心绝思，药必神效。盖病在四肢血脉，空腹在旦[2]是也。

如时显热躁，是下元阴火蒸蒸发也，加真生地黄二分，黄柏三分（无此证则去之）。

如大便虚坐不得，或大便了而不了，腹中常逼迫，血虚血涩也，加当归身三分。

如身体沉重，虽小便数多，亦加茯苓二分，苍术一钱，泽泻五分，黄柏三分（时暂从权而祛湿也，不可常用，兼足太阴已病，其脉亦络于心中，故显湿热相合而烦乱）。

如胃气不和，加汤洗半夏五分，生姜三片，有嗽加生姜、生地黄二分（以制半夏之毒）。如痰厥头痛，非半夏不能除，此足太阴脾邪所作也。如兼躁热，加黄柏、生地黄已上各二分。如无已上证，只服前药。

如夏月，须加白芍药三分；如春月腹中痛，尤宜加。如恶热而渴，或腹痛者，更加芍药五分，生黄芩二分。如恶寒腹中痛，加中桂[3]三分，去黄芩，谓之桂枝芍药汤，亦于前药中加之同煎。如冬月腹痛，不可用芍药，盖大寒之药也，只加干姜二分，或加半夏五七分（以生姜少许制之）。

如秋冬之月，胃脉四道[4]为冲脉所逆，并胁下少阳脉二道[5]而反上行，病名曰厥逆。《内经》曰："逆气上行，满脉去形。"明七神昏绝，离去其形而死矣。其证气上冲咽不得息，而喘急有音不得卧，加吴茱萸五分或一钱五分（汤洗去苦），观厥气多少而用之。如夏月有此证，为大热也，盖此病随四时为寒热温凉也，宜以酒黄连、酒黄柏、酒知母各等分，为细末，热汤为丸，梧桐子大。每服二百丸，白汤送下，空心服。仍多饮热汤，服毕少时，便以美饮食压之，使不令胃中留停，直至下元，以泻冲脉之邪也。大抵治饮食劳倦所得之病，乃虚劳七损[6]证也，当用温平，甘多辛少之药治之，是其本法也。

如时上见寒热，病四时也，又或将理不如法，或酒食过多，或辛热之食作病，或寒冷之食作病，或居大寒、大热之处益其病，当临时制宜，暂用大寒、大热治法而取效。此从权也，不可以得效之故而久用之，必致难治矣。

【注解】

［1］努肉：即胬肉攀睛症。结膜努胀如肉，久之掩过角膜。

［2］旦：清晨。

［3］中桂：桂枝去皮。

［4］胃脉四道：足阳明胃经气冲穴，亦名气街。街，四通的道路。

［5］少阳脉二道：足少阳经脉循两胁，出气街。

［6］虚劳七损：虚劳，因脏腑虚损所致的多种病证，也称虚损。七种虚损的病证，简称五损。如《难经·十四难》说："一损损于皮毛，皮聚而毛落；二损损于血脉，血脉虚少，不能荣于五脏六腑；三损损于肌肉，肌肉消瘦，饮食不能为肌肤；四损损于筋，筋缓不能自收持；五损损于骨，骨痿不能起于床。"

【评议】

调中益气汤主症及加减法

据文中所述，调中益气汤的主症主要有四肢胀闷，肢节烦疼，身体沉重，心烦不安，口不知味，不思饮食，小便清利而数，或口渴尿频，或大便结滞，或便后脓血，胸满气短，咽膈不利，痰嗽稠黏，口吐白沫，食入即吐，耳鸣耳聋，目眩昏花，视物不清，热壅头目，不能安卧，或嗜睡无力，脉象洪缓而弦，重按滞涩等。从中可以看出，其病机脾虚与湿盛兼有，而以湿盛为主，故李氏改补中益气为调中益气，白术改为苍术以强祛湿之力，当归改为木香以增调气之功。

至于加减法，李氏从症状和时令两方面做了叙述。症状上，发热烦躁加生地黄、黄柏，大便欲解不得或解后未尽加当归身，身体沉重加茯苓、泽泻、苍术、黄柏，胃气不和加水洗半夏、生姜，咳嗽加生姜、生地黄。时令上，夏季须加白芍，腹痛尤要加。秋冬两季，若病厥逆，气逆上冲，呼吸失常而喘息有音，不能平卧，宜加吴茱萸；如夏季有此证，则宜用黄连、黄柏、知母制丸服用。

【医案选录】

患者某，女，34岁，2017年10月25日初诊。主诉：两耳鸣响、右耳听力下降2月余。患者从事电话接听工作2年余，日接听数多达上千，2月前无明显诱因下出现两耳鸣响、右耳听力下降，因影响工作，遂来就诊，症见：两耳鸣响、右耳听力下降，耳如蝉吟蛙鼓，每遇精神紧张，均能引起上症加重，伴四肢倦怠，头重如裹，头晕眼蒙，纳谷不香，夜寐不安，多梦易醒，大便溏烂，日2～3行，舌质黯淡，边有齿痕，苔白厚腻，脉象濡缓。既往体健。否认过敏史。月经量少色淡，提前3～5天，周期26～28天，末次月经2017年10月10日。西医诊断：神经衰弱、睡眠障碍；中医诊断：耳鸣耳聋，脾虚湿滞证。治拟健脾益气，化湿通窍，处方调中益气汤加味：党参20g、苍术8g、生黄芪20g、柴胡6g、升麻3g、陈皮6g、木香（后下）5g、石菖蒲10g、炒苍耳子10g、甘草6g。7剂，日1剂，水煎温服。11月1日复诊：服药后症状明显缓解，耳鸣减轻，发作次数减少，右耳听力即有提高，头目清利，纳寐欠佳，二便尚调，舌质淡，有齿痕，苔略白，脉象细。气益脾健而湿行，久困之残湿一化，清升而阴霾必除，清窍宣通故耳鸣减轻、听力回升，不过湿邪黏腻，滞涸听宫，亟须清化通达，故守上方，加路路通10g、白芷10g。10剂。煎服法同前。1月后随诊，耳鸣已消失，右耳听力较前明显好转，纳寐可，二便调，余无不适，舌质淡红，舌薄白，脉象细。中药守上方去苍术、白芷，加炒白术15g、沙苑子15g、刺蒺藜10g。14剂善后，获全功。[张天彬，陈国忠，江志雄，等．调中益气汤治疗各科疾病验案三则．环球中医药，2019，12（3）：422-424.]

【原文】

《黄帝针经》云："从下上者，引而去之。""上气不足，推而扬之。"盖上气者，心肺上焦之气。阳病在阴，从阴引阳，宜以入肾肝下焦之药，引甘多辛少之药，使升发脾胃之气，又从而去其邪气于腠理皮毛也。又云："视前痛者，常先取之。"是先以缪刺[1]泻其经络之壅者，为血凝而不流，故先去之，而后治他病。

【注解】

[1] 缪刺：左痛刺右，右痛刺左，即左病右取、右病左取的针刺法。

【评议】

李东垣引用《黄帝内经》原文提出几个脾胃虚弱为病的治疗原则。"从下上者，引而去之"，即病变从下部上行的，治疗宜用引邪外出的方法。"上气不足，推而扬之"，即上气（上焦心肺之气）不足的病变，宜用补气升阳的方法治疗。李氏认为，阳病发生在阴位，应用从阴引阳的方法治疗，宜用入下焦肝肾之药，引导性味甘多辛少的药物，升发脾胃清阳之气，同时又能从汗孔、皮毛祛邪外出。"视前痛者，常先取之"，即看到身前疼痛的，常先取对方的穴位缪刺以泻经络壅滞。经络之壅滞常由血流凝涩不畅所致，故应当先疏通气血，再治疗其他病症。

长夏湿热胃困尤甚用清暑益气汤论

【原文】

《刺志论》云："气虚身热，得之伤暑。"热伤气故也。《痿论》云："有所远行劳倦，逢大热而渴，渴则阳气内伐，内伐则热舍于肾。肾者，水脏也。今水不能胜火，则骨枯而髓虚，足不任身，发为骨痿。"故《下经》[1]曰："骨痿者，生于大热也。"此湿热成痿，令人骨乏无力，故治痿独取于阳明。

时当长夏，湿热大胜，蒸蒸而炽，人感之多四肢困倦，精神短少，懒于动作，胸满气促，肢节沉疼；或气高而喘，身热而烦，心下膨痞，小便黄而数，大便溏而频，或痢出黄如糜，或如泔色；或渴、或不渴，不思饮食，自汗体重；或汗少者，血先病而气不病也，其脉中得洪缓，若湿气相搏，必加之以迟。迟，病虽互换少差[2]，其天暑湿令则一也。宜以清燥之剂治之。

《内经》曰："阳气者，卫外而为固也"，"炅[3]则气泄"。今暑邪干卫，故身热自汗，以黄芪甘温补之为君；人参、橘皮、当归、甘草，甘微温补中益气为臣；苍术、白术、泽泻，渗利而除湿，升麻、葛根，甘苦平，善解肌热，又以风胜湿也。湿胜则食不消而作痞满，故炒曲甘辛，青皮辛温，消食快气；肾恶燥，急食辛以润之，故以黄柏苦辛寒，借甘味泻热补水；虚者滋其化源，以人参、五味子、麦门冬，酸甘微寒，救天暑之伤于庚金为佐，名曰清暑益气汤。

清暑益气汤

黄芪（汗少减）五分　苍术（泔浸，去皮）升麻已上各一钱　人参（去芦）泽泻　神曲（炒黄）橘皮　白术已上各五分　麦门冬（去心）当归身　炙甘草已上各三分　青皮（去白）二分半　黄柏（酒洗，去皮）二分或三分　葛根二分　五味子九枚

上件同㕮咀，都作一服，水二大盏，煎至一盏，去柤。大温服，食远。剂之多少，临病斟酌。

此病皆由饮食劳倦，损其脾胃，乘天暑而病作也。但药中犯泽泻、猪苓、茯苓、灯心、通草、木通淡渗利小便之类，皆从时令之旺气，以泻脾胃之客邪，而补金水之不及也。此正方已是从权而立之。若于无时病湿热脾旺之证，或小便已数，肾肝不受邪者误用之，必大泻真阴，竭绝肾水，先损其两目也，复立变证加减法于后。

【注解】

[1]《下经》：上古医经，已佚。

[2]互换少差：病情的转变稍有差异。

[3]炅：即热。

【评议】

清暑益气汤的组方意义

李东垣所立清暑益气汤，适用于脾胃元气先虚、暑湿之邪乘虚侵害人体所致疾病，症见四肢困倦，精神不振，胸满气促，肢节沉重疼痛，或气逆而喘，身热烦躁，心下痞胀，小便黄数，大便溏薄，口或渴或不渴，不欲饮食，脉象洪缓。清暑益气汤中，黄芪甘温补气，为

君药；人参、橘皮、当归、甘草补中益气养血，为臣药；苍术、白术、泽泻淡渗利湿；升麻、葛根解肌清热，又祛风除湿；炒曲、青皮消食利气；黄柏泻热补水；人参、麦冬、五味子泻火滋肺。清代王孟英于《温热经纬》中评此方"虽有清暑之名，而无清暑之实"，认为其中多辛燥之药，不利于暑证，便另立一方亦名"清暑益气汤"，由西洋参、鲜石斛、麦门冬、黄连、淡竹叶、知母、鲜荷梗、甘草、粳米、西瓜翠衣等组成。两方治疗各有侧重，李氏的适于暑湿偏重、脾元亏虚之证，而王氏的适于暑热偏重、胃津损耗之证。临证时宜详加辨别，灵活使用。现代临床上，李氏清暑益气汤被用于治疗暑天感冒、夏季热、慢性疲劳综合征、淋证、癃闭、过敏性紫癜性肾炎、慢性非特异性结肠炎、小儿五软症等疾病。

【医案选录】

赵某，男，73岁，2003年10月10日初诊。患者胸闷、胸痛反复发作6年余。冠脉造影示：冠状动脉左前降支、左回旋支狭窄>50%。于4月前行冠脉支架置放术。诊见：近1月出现胸闷、胸痛，放射至背部及左上肢，伴有头晕、心悸、神萎、口干口苦、下肢微肿，入夜少眠，舌红紫、苔薄黄而干，脉细缓。中医辨证属气阴两亏，湿热夹瘀血阻于心脉。方选清暑益气汤加味。处方：炙黄芪20g，党参、麦冬、法半夏、葛根、当归、苍术、白术各10g，五味子6g，泽泻30g，丹参、赤芍、白芍各15g，三七末（吞）4g，黄柏、桂枝、炙甘草各5g。水煎服，每天1剂。上方调治1月，胸痛明显减轻，心悸、神萎、口干均减轻，但仍感头晕、少眠、下肢浮肿，原方加茯苓30g，川芎15g，继续治疗2月，诸症悉平。复查心电图正常。

按语：冠状动脉介入术后再狭窄，是当前医学界的一个难题。本例患病日久，气阴不足已显，复因手术后必有瘀血内潜心脉，以致胸痛频发，故取清暑益气汤固本清源，加桂枝、赤芍、白芍辛温通阳，调和营卫；三七气味苦温，善入血分，擅长化瘀止痛。诸药合用，气阴得复，瘀血得消，心脉畅通，则胸痛自除。[颜乾麟，孙春霞.李氏清暑益气汤新用.新中医，2004，36（11）：68.]

【原文】

心火乘脾，乃血受火邪而不能升发阳气伏于地中[1]，地者，人之脾也。必用当归和血，少用黄柏以益真阴。

脾胃不足之证，须少用升麻，乃足阳明太阴引经之药也，使行阳道，自脾胃中右迁[2]，少阳行春令，生万化之根蒂也。更少加柴胡，使诸经右迁，生发阴阳之气，以滋春之和气也。

脾虚，缘心火亢甚而乘其土也，其次肺气受邪，为热所伤，必须用黄芪最多，甘草次之，人参又次之，三者皆甘温之阳药也。脾始虚，肺气先绝，故用黄芪之甘温，以益皮毛之气而闭腠理，不令自汗而损其元气也；上喘、气短、懒语，须用人参以补之；心火乘脾，须用炙甘草以泻火热而补脾胃中元气，甘草最少，恐资满也。若脾胃之急痛，并脾胃太虚，腹中急缩，腹皮急缩者，却宜多用之。经云："急者缓之。"若从权，必加升麻以引之，恐左迁[3]之邪坚盛，辛不肯退，反致项上及肾尻肉消而反行阴道，故使引之以行阳道，使清气之出地，右迁而上行，以和阴阳之气也。若中满者，去甘草；咳甚者，去人参。如口干、嗌[4]干者，加干葛。

脾胃既虚，不能升浮，为阴火伤其生发之气，荣血大亏，荣气伏于地中[5]。阴火炽盛，日渐煎熬，血气亏少，且心包与心主血，血减则心无所养，致使心乱而烦，病名曰悗[6]。悗者，心惑而烦闷不安也。是清气不升，浊气不降，清浊相干，乱于胸中，使周身气血逆行而乱。《内经》云："从下上者，引而去之。"故当加辛甘微温之剂生阳，阳生则阴长。已有甘温三味[7]之论，或曰：甘温何能生血，又非血药也。曰仲景之法，血虚以人参补之，阳旺则能生阴血也。更加当归和血，又宜少加黄柏，以救肾水，盖甘寒泻热火，火减则心气得平而安也。如烦乱犹不能止，少加生地黄补肾水，盖将补肾水，使肾水旺而心火自降，扶持[8]地中阳气矣。

如气浮心乱，则以朱砂安神丸[9]镇固之，得烦减勿再服，以防泻阳气之反陷也。如心下痞，亦少加黄连。气乱于胸，为清浊相干，故以橘皮理之，又能助阳气之升而散滞气，又助诸甘辛为用也。

长夏湿土客邪[10]大旺，可从权加苍术、白术、泽泻，上下分消其湿热之气也。湿气大胜，主食不消化，故食减不知谷味，加炒曲以消之，复加五味子、麦门冬、人参泻火，益肺气，助秋损也。此三伏中长夏正旺之时药也。

【注解】

[1] 地中：指脾。脾为土脏。

[2] 右迁：右升，指脾胃中清阳之气上升。

[3] 左迁：左降，指脾胃中浊阴之气下降。

[4] 嗌：咽喉。

[5] 地中：此指下焦肝肾。

[6] 悗：为闷之异体字。

[7] 三味：指黄芪、人参、炙甘草。

[8] 扶持：维护。

[9] 朱砂安神丸：由朱砂、黄连、当归、生地黄、甘草组成，有清心镇惊安神之功。

[10] 客邪：指外界六淫之邪，此指湿邪。

【评议】

清暑益气汤的变证加减法

李东垣立清暑益气汤变法六则，以适应临床错综复杂之病情。其一，若心火乘脾，干犯阴血，使脾土不能升发清阳之气，则须用当归养血和血，黄柏泻火益真阴；其二，若脾胃不足，阳气不升，则用升麻、柴胡以升发诸经之阳气；其三，若心火亢盛，侵犯脾胃，殃及肺气，则用黄芪、人参、炙甘草以泻火而补脾肺之气，腹中胀满者去甘草，咳嗽严重者去人参，口干咽干者加干葛；其四，脾胃已虚，阳气不升，阴火损伤生发之气，以致营血亏虚，心失濡养，烦闷不安，除了清暑益气汤中用人参、黄芪、炙甘草、当归、黄柏外，还可稍加生地黄补肾水，肾水旺而心火自降；其五，心下痞满者可稍加黄连苦降消痞，清浊相干，气乱于胸者，以橘皮疏理气机，助阳升浮；其六，长夏湿旺，脾胃受困，食不消化，可加用苍术、白术、泽泻上下分消湿热，炒六曲消导谷食，五味子、麦门冬、人参泻火益肺气。

随时加减用药法

【原文】

浊气在阳，乱于胸中，则䐜满[1]闭塞，大便不通。夏月宜少加酒洗黄柏大苦寒之味，冬月宜加吴茱萸大辛苦热之药以从权，乃随时用药，以泄浊气之不降也。借用大寒之气于甘味中，故曰甘寒泻热火也。亦须用发散寒气辛温之剂多，黄柏少也。清气在阴者，乃人之脾胃气衰，不能升发阳气，故用升麻、柴胡助辛甘之味，以引元气之升，不令飧泄也。

堵塞咽喉，阳气不得出者曰塞；阴气不得下降者曰噎。夫噎塞迎逆于咽喉胸膈之间，令诸经不行，则口开、目瞪、气欲绝，当先用辛甘气味俱阳之药，引胃气以治其本，加堵塞之药以泻其标也。寒月阴气大助阴邪于外，于正药内加吴茱萸大热大辛苦之味，以泻阴寒之气。暑月阳盛，则于正药中加青皮、陈皮、益智、黄柏，散寒气、泻阴火之上逆；或以消痞丸[2]合滋肾丸。滋肾丸者，黄柏、知母，微加肉桂，三味是也。或更以黄连别作丸。二药各七八十丸，空心约宿食消尽服之。待少时，以美食压之，不令胃中停留也。

如食少不饥，加炒曲。如食已心下痞，别服橘皮枳术丸[3]。如脉弦，四肢满闭，便难而心下痞，加甘草、黄连、柴胡。如腹中气上逆者，是冲脉逆也，加黄柏三分、黄连一分半以泄之。如大便秘燥，心下痞，加黄连、桃仁，少加大黄、当归身。如心下痞、夯闷者，加白芍药、黄连。如心下痞、腹胀，加五味子、白芍药、缩砂仁。如天寒，少加干姜或中桂。如心下痞、中寒者，加附子、黄连。如心下痞、呕逆者，加黄连、生姜、橘皮。如冬月，不加黄连，少入丁香、藿香叶。

如口干、嗌干，加五味子、葛根。如胁下急或痛甚，俱加柴胡、甘草。如胸中满闷郁郁然，加橘红、青皮、木香少许。如头痛有痰，沉重懒倦者，乃太阴痰厥头痛，加半夏五分、生姜二分或三分。如腹中或周身间有刺痛，皆血涩不足，加当归身。如嗽，加五味子多、益智少。

如食不下，乃胸中、胃上有寒，或气涩滞，加青皮、陈皮、木香，此三味为定法。如冬天，加益智仁、草豆蔻仁。如夏月，少用，更加黄连。如秋月，气涩滞、食不下，更加槟榔、草豆蔻仁、缩砂仁，或少加白豆蔻仁。如三春之月，食不下，亦用青皮少、陈皮多，更加风药以退其寒覆其上。如初春犹寒，更少加辛热以补春气之不足，以为风药之佐，益智、草豆蔻皆可也。如脉弦者，见风动之证，以风药通之。如脉涩、觉气涩滞者，加当归身、天门冬、木香、青皮、陈皮；有寒者，加桂枝、黄芪。

如胸中致塞，或气闭闷乱者，肺气涩滞而不行，宜破滞气，青皮、陈皮，少加木香、槟榔。如冬月，加吴茱萸、人参，或胸中致塞闭闷不通者，为外寒所遏，使呼出之气不得伸故也。必寸口脉弦或微紧，乃胸中大寒也。若加之以舌上有白苔滑者，乃丹田[4]有热，胸中有寒明矣。丹田有热者，必尻臀冷，前阴间冷汗，两丸[5]冷，是邪气乘其本而正气走于经脉中也。遇寒则必作，阴阴[6]而痛，以此辨丹田中伏火也。加黄柏、生地黄，勿误作寒证治之。

如秋冬天气寒凉而腹痛者，加半夏、或益智、或草豆蔻之类。如发热或扪之而肌表热者，此表证也，只服补中益气汤一二服，亦能得微汗，则凉矣。如脚膝痿软，行步乏力，或疼痛，乃肾肝中伏湿热，少加黄柏，空心服之。不愈，更增黄柏、加汉防己五分，则脚膝中气力如故也。如多唾或唾白沫者，胃口上停寒也，加益智仁。如少气不足以息者，服正药二三服，气犹短促者，为膈上及表间有寒所遏，当引阳气上伸，加羌活、独活、藁本最少，升麻多，柴胡次之，黄芪加倍。

【注解】

[1] 䐜满：胀满。

[2] 消痞丸：由干姜、炒六曲、炙甘草、猪苓、泽泻、厚朴、砂

仁、半夏、陈皮、人参、枳实、黄连、黄芩、姜黄、白术组成,功可辛开苦降,开结消痞。

［3］橘皮枳术丸:白术、枳实、橘皮、荷叶,裹烧饭为丸,有消积除痞之功。

［4］丹田:脐下三寸,为精气会聚之处,又称气海。

［5］两丸:即睾丸。

［6］阴阴:隐隐。

【评议】

本节承上节分析按时令节气加减用药的法则。可见,清暑益气汤虽是李东垣用来治疗暑湿偏重、脾胃亏虚之证,但其并不仅仅局限于此。凡是湿热致病,均可随时随症加减变通,灵活运用。文中所言加减之法颇为清晰,简明易懂,此不赘述,下文对黄柏作一介绍。

余初涉医道时,但知黄柏味苦性寒,归肾与膀胱经,擅清下焦湿热。后跟师裘沛然先生临证,其尤心折丹溪用知母、黄柏"泻火为补阴之功"。认为黄柏有补肾泻火之功,而广泛应用于多种病证,并征引有关文献资证:《用药发明》:"肾虚者,熟地黄、黄柏补之。肾无实不可泻。"《医学启源》:"黄柏,补肾气不足,壮骨髓。"《奇效良方》:"三才封髓丹,补肾重用黄柏。"《药品化义》:"知母、黄柏并用,非为降火,实为泻火。"丹溪自己也说:"黄柏,走至阴,有泻火补阴之功,非阴中之火不可用也。"现黄柏通过泻火以达到补阴之功,不过黄柏虚火、实火均可泻。黄柏入肾经,肾寓相火,相火偏盛,妄动皆是病,黄柏令相火平,水宁静,从这一意义上讲它可补阴益肾是完全正确的。

裘师临床治妇女更年期综合征,黄柏加甘麦大枣汤、牡蛎、龙胆草、煅龙骨;治慢性肾炎蛋白尿,黄柏加黄芪、牡蛎、泽泻、大枣、茯苓、巴戟肉;治红斑狼疮口腔溃疡反复发作:黄柏加黄连、龙骨、牡蛎、甘中黄、玄参、生地黄;治白塞综合征,黄柏加连翘、赤小豆、茯苓、龙骨、牡蛎、栀子、生(熟)地黄、当归、车前子;治高血压有烘热等,黄柏加秦艽、青蒿、白薇、牡丹皮、生地黄;治中风后遗症(偏枯)、舌红、夜尿频,黄柏加生(熟)地黄、龟甲、巴戟天、仙茅；治不孕症，黄柏加知母、龙骨、牡蛎、熟地黄、龟甲、巴戟天、仙茅、莪术；治肝癌；黄柏加黄芪、鳖甲、莪术、龟甲、巴戟天、淫羊藿、延胡索等。从临床实践看其所主治病证有以下特点：①肾气不足；②有火动之证；③不分虚实均可用之；④剂量 10～18g；⑤配伍药有滋阴药、补肾药、清火药之类。

【医案选录】

冯某，女，7 岁，素嗜快餐。己丑年秋发现一侧乳房肿大，有结块，按之痛，家长颇着急。时下嗜食"肯德基"而八九岁来潮月经者不属鲜例，估计此品中含有类激素物质，久食易致此恙。来诊给方：川黄柏 9g，知母 9g，山慈菇 9g，大贝母 9g，鹿角片 9g，陈皮 4.5g，夏枯草 9g，柴胡 9g，当归 9g，制半夏 9g，桔梗 4.5g，牡蛎 20g，莪术 6g，甘草 3g，上方加减，前后服用约 2 个月，后复查，乳房肿块消失，无甚不适。嘱以后少食此类食品，病愈。又，半年后该童另一侧乳房又起肿块，症情与上次相似，嘱服原方，40 天后肿块消失。

按语：时下性早熟案颇多，常与素嗜快餐及动物类食品有一定关系，总属内分泌紊乱之症。中医认为，证属肾虚相火旺盛，故以黄柏为君，佐以疏肝理气，化瘀散结方药。如《本草经疏》所载："黄柏：补至阴之不足，虚者补之，乃肾经要药，非常药可比也。"方中黄柏与鹿角相伍，阴阳氤氲，对调节由阴阳失调所引起的内分泌紊乱，疗效满意。（王庆其．杏林散墨：王庆其医论医案集．北京：中国中医药出版社，2016．）

肠澼下血论

【原文】

《太阴阳明论》云："食饮不节，起居不时者，阴受之，阴受之则入五脏，入五脏则䐜满闭塞，下为飧泄，久为肠澼。"夫肠澼者，为水谷与血另作一派，如㴵桶涌出[1]也。今时值长夏，湿热大盛，正当客气[2]胜而主气[3]弱也，故肠澼之病甚。以凉血地黄汤主之。

凉血地黄汤

黄柏（去皮，锉，炒） 知母（锉，炒）已上各一钱 青皮（不去皮瓤） 槐子（炒） 熟地黄 当归已上各五分

上件㕮咀，都作一服，用水一盏，煎至七分，去柤，温服。

如小便涩，脐下闷，或大便则后重，调木香、槟榔细末各五分，稍热服，空心或食前。

如里急后重，又不去者，当下之。

如有传变，随证加减。

如腹中动摇有水声，而小便不调者，停饮也。诊显何脏之脉，以去水饮药泻之，假令脉洪大，用泻火利小便药之类是也。

如胃虚不能食，而大渴不止者，不可用淡渗之药止之。乃胃中元气少故也，与七味白术散[4]补之。

如发热、恶热、烦躁，大渴不止，肌热不欲近衣，其脉洪大，按之无力者，或兼目痛、鼻干者，非白虎汤证也。此血虚发躁，当以黄芪一两、当归身二钱，㕮咀，水煎服。

如大便闭塞，或里急后重，数至圊而不能便，或少有白脓，或少有血，慎勿利之；利之则必致病重，反郁结而不通也。以升阳除湿防风汤举其阳，则阴气自降矣。

升阳除湿防风汤

苍术（泔浸，去皮净）四两 防风二钱 白术 白茯苓 白芍药已上各一钱

上件㕮咀，除苍术另作片子，水一碗半，煮至二大盏，内诸药，同煎至一大盏，去柤，稍热服，空心食前。

如此证飧泄不禁，以此药导其湿；如飧泄及泄不止，以风药升阳，苍术益胃去湿。脉实、膜胀、闭塞不通，从权以苦多甘少药泄之，如得通，复以升阳汤[5]助其阳，或便以升阳汤中加下泄药。

【注解】

[1]㘅桶涌出：㘅是唧字之误。全句意为像唧筒中的水一样流涌出来。

〔2〕客气：与主气相对的天气，指邪气，非时而至的六淫之气。此指湿热邪气。

〔3〕主气：相对于客气，主司一年的正常气候。

〔4〕七味白术散：由人参、白术、茯苓、葛根、藿香叶、木香、炙甘草组成，功可健脾补气生津。

〔5〕升阳汤：即升阳除湿防风汤。

【评议】

肠澼，一般指痢疾，以痢下赤白脓血，腹痛，里急后重为临床特征。西医学的细菌性痢疾、阿米巴痢疾、溃疡性结肠炎、放射性结肠炎、克罗恩病等均可参照辨证论治。

一、凉血地黄汤和升阳除湿防风汤组方意义

本节李东垣所立治疗肠澼的两方，病机不甚相同，治疗各有侧重。凉血地黄汤治疗湿热久困导致大肠津燥血热引起的飧泄、肠澼等。方中黄柏、知母清热燥湿，熟地、当归养血和血，青皮理气导滞，槐实凉血止血。现代临床有用凉血地黄汤治疗过敏性紫癜、内痔出血、肛肠病出血等的报道，均收到满意疗效。

升阳除湿防风汤治疗湿邪壅盛，阳气郁阻，清阳不升引起的肠澼等。方中苍术分量最重，健脾燥湿为主；辅以白术、茯苓利湿运脾，防风助肺以升阳，白芍柔肝以益阴。现代临床有用其治疗脾虚湿阻、清阳不升所致的耳鸣耳聋，取效颇佳。

二、溃疡性结肠炎用药心验

1. **通塞之品常互用**　我认为溃疡性结肠炎属于久病而本虚标实，故治疗宜通塞互用。俾通而不泄气，补（塞）而不碍邪。具体用药注重行气药和收敛固涩药物的灵活选用，有机配伍。通以行气理气、消积除胀的常用药物如木香、槟榔、青皮、陈皮，也可以制大黄下气祛瘀、推陈出新。塞以温补收敛的常用药物如煨肉豆蔻、五味子、乌梅、诃子、石榴皮、赤石脂、禹余粮。病变后期，累及脾肾，证属纯虚，也可以罂粟壳固涩止泻，效果满意。大便较稀、次数较多或夹有出血者，可选用炭类药物，如乌梅炭、地榆炭、莲房炭、大黄炭、黄芩炭、牡丹皮炭等，此类药物有吸附收敛止泻作用。

2. **黄连熟地厚肠胃** 吾师裘沛然先生认为"黄连乃治疗胃肠病之正药"，善以黄连与干姜相伍，相反相成，辛开苦降，用之得心应手，全无败胃之虞。另有明代医家张景岳在《景岳全书》中称熟地黄有"厚肠胃"之功，拟理阴煎（熟地黄、当归、炙甘草、炮姜或肉桂）治疗真阴虚、吐泻腹痛。其云："阴虚而精血俱损，脂膏残薄者，舍熟地何以厚肠胃。"张氏之说足以启迪、开拓治疗溃疡性结肠炎的新思路。观李东垣所制凉血地黄汤，其中不用生地而用熟地，两者或有异曲同工之妙。

3. **肺与大肠相表里** 我认为在辨治溃疡性结肠炎时可以选择相关肺系药物，通过调节肺气的宣发肃降，帮助大肠发挥传导功能。选用药物主要有3大类。①宣肺药：桔梗、紫苏叶、防风、薄荷等。此类药物均为清轻宣发之品，健脾补气药中辅以宣肺药物，可使脾气升清、内湿得除。②降肺药：紫菀、杏仁、陈皮、枳壳等。适用于症见胸腹胀满、大便欠畅、里急后重者；气机宣通，有助于肠腑传导。③补肺药：党参、黄芪、怀山药、茯苓、甘草、百合等（可参考参苓白术散、补中益气汤），补脾兼以补肺。

【医案选录】

一、耳鸣耳聋案

患者，男，32岁，主因耳鸣、耳聋1个月余来诊。患者素来体弱。症见：双耳耳鸣，听力下降，以左耳为著，左耳听力严重减退，耳中无脓性分泌物，纳食一般，身重乏力，腹中畏冷伴腹中不适，大便溏。舌体胖，舌质淡，舌苔白根厚，脉濡。中医诊断：耳鸣、耳聋。证属：脾虚湿阻，清阳不升。治法：健脾除湿，升阳通窍。方用：升阳除湿防风汤加味。处方：苍术12g，防风10g，炒白术12g，茯苓15g，炒白芍12g，姜半夏9g，陈皮10g，广木香10g，葛根15g，柴胡10g，石菖蒲10g，郁金10g，黄连6g，炮姜8g，甘草6g，生姜3片。随症加减服药20剂后，患者诸症消失，耳鸣未作，听力恢复，精神尚好，纳食正常，继服5剂后停药。

本例患者治以健脾除湿，升阳通窍。方用李杲升阳除湿防风汤加味，升阳除湿防风汤加葛根、柴胡以增强升清阳之功效；加石菖蒲、郁金以开窍通闭；加陈皮、姜半夏、广木香以和中；加黄连、炮姜以调寒热。用药后症状明显减轻，湿浊之邪已去其半。在三诊时于升阳除湿防风汤中又酌情加入丹参、川芎、石菖蒲、郁金等活血通窍之品，冀以改善耳之局部血液循环。经前后用20余剂，症状消失。[白震宁，王海萍.白兆芝从补脾益气论治疑难杂病经验.光明中医，2019，34（20）：3089-3092.]

二、溃疡性结肠炎案

何某，男，34岁。入院日期：2015年1月25日。患者因"反复黏液脓血便6年余，加重5天"拟诊溃疡性结肠炎收住入院。患者于6年前在无明显诱因下出现黏液脓血便，大便日行10余次，色黯不成形，伴见左下腹隐痛、泻后痛减，遂至某医院就诊，经肠镜检查，诊断为溃疡性结肠炎（具体报告未见）；服用柳氮磺吡啶后症情好转，大便日行1次，成形，无明显黏液脓血，无明显腹痛。此后患者自行停用西药，长期不规则服用中药治疗，症情时有反复。5天前患者因食用羊肉后症情加重，大便日行1~2次，不成形，夹有黏液脓血，便前腹痛隐隐，便后稍有缓解。入院后查肠镜示：溃疡性结肠炎（回盲部至直肠全结肠黏膜均见弥漫性充血水肿糜烂，有脓苔，并伴有不规则溃疡灶）。患者此次发病以来，无恶寒发热，无呕血黑便，无头晕头痛，体质量下降不明显；既往体健，否认家族遗传病史。刻下：大便日行3~4次，夹有黏液脓血，不成形，便前腹痛，便后痛稍减；胃纳可，小便调，夜寐安。专科检查：腹平软，左下腹轻压痛，余腹无压痛、反跳痛，肝脾肋下未及，未及明显包块，肠鸣音4次/min。中医诊断：痢疾（脾虚湿热证）；西医诊断：溃疡性结肠炎（慢性复发型，活动期，中度，全结肠型）。治宜健脾益气、清热解毒、凉血祛风。

内服方：黄芪30g，炒白术15g，甘草6g，干姜6g，黄连6g，木香9g，槟榔12g，马齿苋30g，仙鹤草30g，木槿花12g，乌梅炭10g，莪术10g，白及6g，防风12g。14剂。每日1剂，煎取药液200ml，早晚饭后温服。

灌肠方：川黄柏30g，白及9g，珍珠粉12g，木槿花15g，乌梅炭30g。14剂。每日1剂，煎取药液200ml，保留灌肠30min，每日1次。

灸法：选择天枢、关元、足三里、大肠俞、涌泉等艾灸，每次30min，每日1次。

按语：内服方中黄芪、炒白术、甘草健脾益气，黄芪兼以托毒外出，修复损伤的肠膜；黄连与干姜辛开苦降、寒温并用；木香、槟榔、防风联用，疏风行气降气，理肠中积滞之气机，以期通则不痛；马齿苋、木槿花、仙鹤草清热解毒止痢，收敛止血；乌梅炭加强收敛止血之功；莪术行气活血、止痛止血；白及收涩止血。全方寒温并用、通塞兼施、补泻共用，以收补虚止泻止血止痛之功。灌肠方中川黄柏清热解毒燥湿，白及黏附黏膜以收敛止血，木槿花清热解毒止痢，乌梅炭收涩止血，配以珍珠粉解毒生肌止泻。灸法与中药合用，共收综合效应。[王庆其，费晓燕，唐志鹏，等.溃疡性结肠炎教学查房实录.上海中医药杂志，2015，49（7）：4.]

脾胃虚不可妄用吐药论

【原文】

《六元政纪大论》云："木郁则达之者"，盖木性当动荡轩举[1]，是其本体。今乃郁于地中，无所施为，即是风失其性。人身有木郁之证者，当开通之，乃可用吐法以助风木，是木郁则达之之义也。又说，木郁达之者，盖谓木初失其性郁于地中，今既开发行于天上，是发而不郁也，是木复其性也。有余也，有余则兼其所胜，脾土受邪，见之于木郁之发条下，不止此一验也。又厥阴司天[2]，亦风木旺也，厥阴之胜，亦风木旺也，俱是脾胃受邪，见于上条，其说一同。或者不悟木郁达之四字之义，反作木郁治之，重实其实，脾胃又受木制，又复其木，正谓补有余而损不足也。既脾胃之气先已不足，岂不因此而重绝乎？

再明胸中窒塞当吐，气口三倍大于人迎[3]，是食伤太阴。上部有脉，下部无脉，其人当吐，不吐则死。以其下部无脉，知其木郁在下也。塞道不行，而肝气下绝矣。兼肺金主塞而不降，为物所隔，金能克木，肝木受邪，食塞胸咽，故曰，在上者因而越之。仲景云："实烦以瓜蒂散[4]吐之。"如经汗下，谓之虚烦，又名懊侬，烦躁不得眠，知其木郁也，以栀子豉汤[5]吐之。昧者[6]，将膈咽不通，上支两胁，腹胀，胃虚不足，乃浊气在上，则生膜胀之病吐之。况胃虚必怒[7]，风木已来乘陵胃中，《内经》以铁酪[8]镇坠之，岂可反吐助其风木之邪？不主吐而吐，其差舛如天地之悬隔。大抵胸中窒塞、烦闷不止者，宜吐之耳。

【注解】

[1]动荡轩举：形容木性主动摇条达。

[2]厥阴司天：司天，即司天之气。运气学说将一年分为六步，司天之气主司客气的第三步，统管上半年的气候变化。厥阴司天的气候特点是"风淫所胜"（见《素问·至真要大论》）。

[3]气口、人迎：此为《黄帝内经》气口、人迎切脉法，即通过气口、人迎脉搏动情况的对比来诊病。气口，桡骨内侧动脉的寸脉；人迎：喉结旁两侧颈总动脉搏动处。

[4]瓜蒂散：瓜蒂、赤小豆等分，研末，香豉煮汁冲服。有催吐作用。

[5]栀子豉汤：由栀子、香豉组成，有清热催吐之功。

[6]昧者：不明白的人。

[7]胃虚必怒：怒为肝志，胃虚肝来乘侮，肝旺则怒。

[8]铁酪：即生铁落，可以镇惊下气。

【评议】

一、吐法之用，当辨虚实

本节阐述了"木郁达之"运用吐法之理，并强调吐法之用当辨别虚实。正旺邪实者，可用吐法直驱病邪；而脾胃虚弱者，则不可妄用吐法，以防脾胃更虚，致生他变。

《素问·六元正纪大论》云："木郁达之。"意为木之本性乃动摇条达，若被郁阻，失却作用，则可用吐法疏通郁滞，助其恢复本性。木旺有余，则会制约脾土，以致脾胃虚弱，此时若用补法治疗，会使实证更实，脾胃进一步受肝木的制约。但也不宜用吐法，清代尤在泾在《金匮要略心典·痰饮》中说："吐下之余，定无完气。"指出吐法和下法会伤及人体元气。若脾胃虚弱时再行吐法，则无疑雪上加霜，加重病情。

李氏还辨别了实邪引起的胸中窒塞与胃虚不足导致的膈咽不通，前者缘由饮食滞塞上焦，肝气郁遏下焦，故宜用瓜蒂散吐之；后者因为脾胃虚弱导致，则不宜用吐法，若滥用吐法，必助长肝气横逆而进一步克伐脾胃。

二、其高者，因而越之

《素问·阴阳应象大论》言："其高者，因而越之。"高，指胸膈之上；越之，指吐法。此句意为邪气在胸膈之上者，可根据因势利导的法则运用涌吐法来使邪气从上而出，以达到治疗的目的。吴崑注："高，胸之上也。越之，吐之也。此宜于吐，故吐之。"这是根据邪气所处的位置来确定合适的治疗方法。

关于吐法，论述运用自成一派的莫过于金元四大家之一张子和。他认为"病之一物，非人身素有之也。或自外而入，或由内而生，皆邪气也"，故主张祛邪以扶正，善用汗、吐、下三法治疗疾病。张子和所论吐法，包括药物催吐和物理催吐。药物催吐分强吐和轻涌两种，强吐者，药力峻猛，吐势强烈，如三圣散、稀涎散等；轻涌者，药力平和，吐势较缓，如瓜蒂散、独圣散等。物理催吐可以通过刺激舌根、咽喉等部位催吐，也可以通过旋转刺激内耳前庭系统引发呕吐。此外，张子和还将吐法的内涵做了延伸，如《儒门事亲·汗吐下三法该尽治病诠十三》云："所谓三法可以兼众法者，如引涎、漉涎、嚏气、追泪，凡上行者，皆吐法也。"认为引涎、取嚏、催泪等方法，均可以归为吐法之类。至于临床应用，张子和吐法涉及的病症多达60余种，包括"风搐""癫狂""留饮""胸膈不利""中风""中暑""风温"等，病种多样，可见其运用之广。

如今，临床上吐法的应用虽已不十分常见，但也时有相关报道见刊，如用咽部催吐法治疗脑病患者呃逆，催吐法救治精神障碍患者药物中毒，探吐法治疗耳眩晕，涌吐法治疗带状疱疹后遗神经痛等等，可为借鉴。

【医案选录】

李某，女，40岁。初诊于1962年5月1日。无明显诱因出现纳呆，乏力，每嗅及硫黄味5年余，伴有口吐白黏痰，终日萎靡不振，家务难以自理，舌质淡、苔白，脉细滑。予以瓜蒂散：瓜蒂9g，赤小豆60g，豆豉30g，水煎1000ml，先饮一半，得快吐后停服。药服1剂吐出黏痰有大半痰盂，如冰粉状，自感胸脘轻爽，硫黄味尽除。随访数年，身体健康，未复发。

按语：瓜蒂散为《伤寒论》方，其中言："胸中痞硬，气上冲咽喉不得息者，此为胸中有寒也，当吐之。"又说："邪结在胸中，心下满而烦，饥不能食者，病在胸中，当须吐之。"指出瓜蒂散适应的病症。本案用瓜蒂散治疗痰阻胸膈证，瓜蒂味苦而性涌泄，赤小豆入血且利水解毒，豆豉通气发汗，催吐不忘调和气血。文章中还说："吕老用瓜蒂配少量冰片取嚏引邪外出，治疗黄疸型肝炎，也取得较好的疗效。"
[包培蓉.吕同杰吐法应用举隅.陕西中医，1993，14（7）：315.]

安养心神调治脾胃论

【原文】

《灵兰秘典论》云："心者，君主之官，神明出焉。"凡怒愤、悲、思、恐惧，皆损元气。夫阴火之炽盛，由心生凝滞，七情不安故也。心脉者，神之舍，心神不宁，化而为火，火者，七神之贼也。故曰，阴火太盛，经营之气[1]不能颐养于神，乃脉病也。神无所养，津液不行，不能生血脉也。心之神，真气之别名也。得血则生，血生则脉旺，脉者，神之舍。若心生凝滞，七神离形，而脉中唯有火矣。

善治斯疾者，惟在调和脾胃，使心无凝滞，或生欢忻，或逢喜事，或天气暄和[2]，居温和之处，或食滋味，或眼前见欲爱事，则慧然如无病矣，盖胃中元气得舒伸故也。

【注解】

［1］经营之气：经脉中营运的血气。

［2］暄和：暖和，温暖。

【评议】

一、健脾养血安神

人之始生，本乎精血之原，人之既生，由乎水谷之养，非精血无以立形体之基，非水谷无以成形体之壮，精血之司在命门，水谷之司在脾胃。所以脾胃为水谷之海，气血生化之源。《灵枢·决气》："中焦受气取汁，变化而赤，是谓血。"东垣《脾胃论·脾胃虚则九窍不通论》亦云："津液至中宫变化为血。"又，心主神明，心主血脉，脉舍神，心主神明之功能正常与否，与心血是否能濡养有关，心气之充沛、心血之濡养是保持心主神明功能正常之关键。因此，保持心血、心气充沛的前提是保证脾胃运化之功能的健全。故临床心血不足导致的心神失养，如不寐、健忘等，常以归脾汤治疗。汤中人参、白术、黄芪、甘草、茯神健脾养血，远志、酸枣仁安神定志。

二、健脾和胃安神

《灵枢·邪客》："五谷入于胃也，其糟粕、津液、宗气分为三隧。故宗气积于胸中，出于喉咙，以贯心脉，而行呼吸焉。营气者，泌其津液，注之于脉，化以为血，以荣四末，内注五脏六腑，以应刻数焉。卫气者，出其悍气之慓疾，而先行于四末分肉皮肤之间而不休者也，昼日行于阳，夜行于阴，常从足少阴之分间，行于五脏六腑。今厥气客于五脏六腑，则卫气独卫其外，行于阳，不得入于阴。行于阳则阳气盛，阳气盛则阳跷陷。不得入于阴，阴虚，故目不瞑。黄帝曰：善。治之奈何？伯高曰：补其不足，泻其有余，调其虚实，以通其道而去其邪，饮以半夏汤一剂，阴阳已通，其卧立至。"李氏认为"脾胃气虚，则下流于肾"，脾胃虚，不能转化精微物质，停留为湿浊，湿性黏滞，蕴而化热，灼津为痰，痰热互结，上扰心神。临床不寐、心烦、多梦、癫证皆因痰热内扰，常以温胆汤、黄连温胆汤、十味温胆汤治疗神志病。方中茯苓、半夏、陈皮、党参健脾化湿，枳实、竹茹化痰理气。温者，调和也，脾胃为中焦，当以调和为宜。

三、调和脾胃升降，治疗心神不宁

《素问·六微旨大论》云："出入废则神机化灭，升降息则气立孤危。故非出入，则无以生长壮老已；非升降，则无以生长化收藏。是以升降出入，无器不有。"生命的运动，依赖气机的升降出入，五脏各有气机，五脏气的升降出入各有其特点，然均以脾胃为枢纽，脾升则肝胆之气随之升发，肾水得以升腾，心火得以滋润，心火不燥；胃气下降，肺气得以肃降，水道通畅，心火下降而下交肾水，阴阳交通。如是，呼吸调和，气息归根，精神安宁，心肾相交，阴平阳秘，精神乃治。临证常以《伤寒论》中的柴胡加龙骨牡蛎汤治疗神志病。

【医案选录】

童某，男，60岁，失眠反复10余年，多方诊治，临床少效，就诊时患者诉不寐，或入睡困难，或早醒，或寐浅，胃纳平，多食则伴腹中不消化症状，如腹胀、胃脘胀满，舌质淡，舌体略胖，苔薄白腻，脉濡细。辨其脾胃不和，营卫不调，治疗以健脾和胃，化痰安神。柴胡加龙骨牡蛎汤加减。药用：柴胡12g，党参12g，半夏12g，黄芩12g，茯苓15g，茯神15g，菖蒲12g，远志9g，枳实12g，竹茹6g，龙骨15g，牡蛎15g，酸枣仁15g，石决明30g，7剂，药后患者自觉夜间入睡时间缩短，夜间睡眠程度也加深。（王庆其.杏林散墨：王庆其医论医案集.北京：中国中医药出版社，2016.）

凡治病当问其所便

【原文】

《黄帝针经》云："中热消瘅[1]则便寒，寒中[2]之属则便热。胃中热则消谷，令人悬心[3]善饥，脐已上皮热；肠中热，则出黄如糜，脐已下皮寒。胃中寒则腹胀，肠中寒则肠鸣飧泄。"

一说，"肠中寒则食已窘迫，肠鸣切痛，大便色白。""肠中寒，胃中热，则疾饥[4]、小腹痛胀；肠中热，胃中寒，则胀而且泄。"非独肠中热则泄，胃中寒传化亦泄。

胃欲热饮，肠欲寒饮，虽好恶不同，春夏先治标，秋冬先治本。衣服"寒无凄怆，暑无出汗"。食饮者，"热无灼灼，寒无怆怆，寒温中适，故气将持，乃不致邪僻[5]也。"

此规矩法度乃常道也，正理也，揆度也，当临事制宜，以反常合变也。

【注解】

[1] 消瘅：即消渴。

[2] 寒中：即中寒，中伤于寒邪。

[3] 悬心：心神不宁。

[4] 疾饥：很快饥饿。

[5] 邪僻：邪气的侵袭。

【评议】

本节阐述治病时，当问病人所便，着重问病人肠胃的反应和如何适应这种反应，借以扶持胃气，增强机体抗御外邪侵入的能力。同时指出在临证治疗中，既要掌握一般常理和常法，又要在特殊情况下通权达变，运用因时制宜、因病制宜的变法。

【医案选录】

范某，男，54岁，2012年10月20日首诊。

患者反复腹泻20余年，每日腹泻3~4次，腹痛，泻后痛减，大便呈黏冻状，肠镜示慢性结肠炎。胃纳一般，夜来欠安。舌薄白，脉细。证属脾虚气滞，湿浊蕴结。治拟健脾调气、化湿降浊。

处方：黄连9g，干姜9g，木香9g，槟榔12g，桂枝12g，炒石榴皮20g，制半夏12g、怀山药30g，煨葛根30g，益智仁15g，藿梗12g，紫苏梗12g，马齿苋30g，茯苓15g，青皮6g，陈皮6g。14剂，水煎服，每日2次。

二诊：2012年11月3日。诉服上药后，大便成形，日行2次，伴肠鸣时作，胃纳尚可，偶口干，时有腹胀，舌淡苔薄白，脉细。

处方：炒党参12g，炒白术20g，炒白芍20g，炒防风12g，干姜6g，黄连6g，黄芩12g，马齿苋30g，煨葛根30g，白蒺藜15g，熟薏苡仁30g，芡实30g，煨益智仁15g，藿梗12g，紫苏梗12g，木香6g，柴胡12g。14剂，水煎服，每日2次。经上方加减调治，3月后患者大便成形，无明显腹胀腹痛。

按语：我认为慢性结肠炎多为虚实夹杂证，宜采用温清并用之法。治疗上常以理气健脾、除湿止痛、寒温并用为治疗大法。方中党参、炒白术有健脾益气之功，同时可增强肠胃的运化功能；炒白芍养血和营，缓急止痛；木香、槟榔调理气机，即所谓"调气则后重自除"之法。古人云"痢无止法"，结肠炎常痛泻交作，一般不用止泻法，而以所谓的通因通用之法治疗。慢性结肠炎在治疗时可通涩并用。如一诊中，木香、槟榔与炒石榴皮、煨葛根并用即为此意。我在治疗胃肠疾病常常黄连与干姜并用，寒热相伍，相反相成，相激相用，可取奇效。黄连、干姜通过辛、苦相使配用，以和胃气，苦可健脾，辛能苏胃，与党参、白术等补气健脾药物同用，有相得益彰之妙。二诊中，炒党参、炒白术与木香、柴胡同用，又属消补兼施。（王庆其.杏林散墨：王庆其医论医案集.北京：中国中医药出版社，2016.）

胃气下溜五脏气皆乱其为病互相出见论

【原文】

"黄帝曰：何谓逆而乱？岐伯曰：清气在阴，浊气在阳，荣气顺脉，卫气逆行，清浊相干，乱于胸中，是为大悗。故气乱于心，则烦心密嘿[1]，俯首静伏；乱于肺，则俯仰喘喝，按手以呼；乱于肠胃，则为霍乱[2]；乱于臂胫，则为四厥[3]；乱于头，则为厥逆，头重眩仆。"大法云："从下上者，引而去之。"又法云："在经者，宜发之。"

"黄帝曰：五乱者，刺之有道[4]乎？岐伯曰：有道以来，有道以去，审知其道，是谓身宝。黄帝曰：愿闻其道。岐伯曰：气在于心者，取之手少阴心主之输[5]（神门、大陵）。"滋以化源，补以甘温，泻以甘寒，以酸收之，以小苦通之，以微苦辛甘轻剂，同精导气[6]，使复其本位[7]。

"气在于肺者，取之手太阴荥[8]，足少阴输（鱼际并太渊[9]输）。"太阴以苦甘寒，乃乱于胸中之气，以分化之味去之。若成痿者，以导湿热；若善多涕，从权治以辛热，仍引胃气前出阳道[10]，不令湿土克肾，其穴在太溪[11]。

"气在于肠胃者，取之足太阴、阳明；不下者，取之三里（章门、中脘、三里[12]）。"因足太阴虚者，于募穴[13]中导引之于血中。有一说，腑输去腑病也。胃虚而致太阴无所禀者，于足阳明胃之募穴中引导之。如气逆上而霍乱者，取三里，气下乃止，不下复始。

"气在于头，取之天柱、大杼[14]；不知，取足太阳荥、输（通谷深，束骨深）[15]。"先取天柱、大杼，不补不泻，以导气而已。取足太阳膀胱经中，不补不泻，深取通谷、束骨。丁心火、己脾土[16]穴中以引导去之。如用药，于太阳引经药中，少加苦寒、甘寒以导去之，清凉为之辅佐及使。

"气在于臂足，取之先去血脉，后取其阳明、少阳之荥、输（二间、三间[17]深取之，内庭、陷谷[18]深取之）。"视其足、臂之血络尽取之，后治其痿、厥，皆不补不泻，从阴深取引而上之。上之者，出也、去也。皆阴火有余，阳气不足，伏匿于地中者。血，荣也，当从阴引阳，先于地中升举阳气，次泻阴火，乃导气同精之法。

"黄帝曰：补泻奈何？岐伯曰：徐入徐出，谓之导气；补泻无形，谓之同精。是非有余不足也，乱气之相逆也。帝曰：允乎哉道，明乎哉论，请著之玉版[19]，命曰治乱也。"

【注解】

［1］密嘿：默默无言。

［2］霍乱：指吐泻交作的一类疾病。

［3］四厥：四肢逆冷。

［4］道：法则、规律。

［5］输：通腧、俞。五输穴之一。《灵枢·九针十二原》："所注为输。"神门乃手少阴心经之输穴，在腕前区，腕掌侧远端横纹尺侧端，尺侧腕屈肌腱的桡侧缘；大陵乃手厥阴心包经之输穴，在腕前区，腕掌侧远端横纹中，掌长肌腱与桡侧腕屈肌腱之间。

［6］同精导气：《灵枢·五乱》："徐入徐出，谓之导气；补泻无形，谓之同精。"同精：指通过补泻手法使精气聚集、调整。导气：指引导经气归顺。

［7］本位：指经气本来的循行路线。

［8］荥：五输穴之一。《灵枢·九针十二原》："所溜为荥。"

［9］鱼际并太渊：鱼际为手太阴肺经荥穴，在手外侧，第一掌骨桡侧中点赤白肉际处；太渊为手太阴肺经输穴，在腕掌侧远端横纹桡侧，桡动脉搏动处。

［10］阳道：此指上部五官七窍。

［11］太溪：足少阴肾经输穴，在踝区，内踝尖与跟腱之间的凹陷中。

［12］章门、中脘、三里：章门为脾之募穴，在侧腹部，第十一肋游离端的下际；中脘为胃之募穴，在上腹部，脐中上四寸，前正中线上；三里即足三里穴。

［13］募穴：指胸腹部有关脏腑的特定穴位，为脏腑之气所聚处。

［14］天柱、大杼：天柱属足太阳膀胱经，在颈后区，横平第二颈椎棘突上际，斜方肌外缘凹陷中；大杼属足太阳膀胱经，在脊柱区，第一胸椎棘突下，后正中线旁开一寸半。

［15］通谷深，束骨深：通谷为足太阳膀胱经之荥穴，在足趾，第五跖趾关节的远端赤白肉际处；束骨为足太阳膀胱经之输穴，在跖区，第五跖趾关节的近端赤白肉际处。

［16］丁心火、己脾土：十天干与五脏相配，丁属心火，己属脾土。

［17］二间、三间：二间为手阳明大肠经之荥穴，在手指，第二掌

指关节桡侧远端赤白肉际处；三间为手阳明大肠经之输穴，在手背，第二掌指关节桡侧近端凹陷中。

［18］内庭、陷谷：内庭为足阳明胃经之荥穴，在足背，第二、三趾间，趾蹼缘后方赤白肉际处；陷谷为足阳明胃经之输穴，在足背，第二、三跖骨间，第二跖趾关节近端凹陷中。

［19］玉版：刊刻文字的白石板。

【评议】

胃气下溜，清浊相干，而成五乱

本节论述了胃之清阳不升，而致清阳和浊阴相干，导致五乱的形成。文中将《灵枢·五乱》的原文基本全部引用，并在其后加以补充说明，五乱的治疗方法在原有针刺的基础上补充了用药法则。

一、气逆乱于心

临床表现为烦心，默默不语，低头静伏等症；可刺治手少阴心经的输穴神门和手厥阴心包经的输穴大陵。用药时要滋养精气的生化之源，当用甘温药补益元气，用甘寒药泻火，用酸味药收敛精气，用少量苦味药通泄心火，用微苦辛甘的轻剂升发阳气，这和针刺中的通过补泻手法引导、调整精气的营运，使其回归本位的道理是一样的。

二、气逆乱于肺

临床表现为喘息气逆，俯仰不安，要用手按住胸部呼吸等症；可刺治手太阴肺经的荥穴鱼际、输穴太渊和足少阴肾经的输穴太溪。用药时以苦甘寒味清泄肺火，针对胸中逆乱之气，用分化的药味祛邪气。假若清浊不分，湿热下注形成痿证的，应引导湿热外出；假若鼻中多涕，权且用辛热药味，引导胃气滋养上部窍道，不使湿邪侵肾，应刺治足少阴肾经的太溪穴祛除湿邪。

三、气逆乱于肠胃

临床可表现为吐泻交作等症；应刺治足太阴脾经和足阳明胃经，如不愈，可再刺足三里穴，及脾经募穴章门、胃经募穴中脘。因为足太阴脾虚弱的，在脾的募穴中引导经气于血脉中。另有一种说法，针刺腑对应的俞穴，只是去腑病的，如因胃虚而导致太阴脾无所禀受的，取足阳明的募穴引导精气。如气逆乱而吐泻交作的，取足三里穴，气降即停止针刺，气不降，再刺足三里。

四、气逆乱于头部

临床表现为气逆昏厥，头重，眩晕仆倒。应刺治足太阳膀胱经的天柱、大杼穴，如不愈，可再深刺足太阳膀胱经的荥穴通谷和该经的输穴束骨。先取天柱、大杼二穴，不用补法和泻法，而用徐入徐出的导气法。取足太阳膀胱经，不用补法和泻法，而深刺通谷、束骨穴。并取心、脾两经的穴位以引导经气以去邪。如用药，取太阳经的引经药中，加少量苦寒、甘寒药味导气以去邪，并用清凉药味为辅助和引使作用。

五、气逆乱于手臂、足胫

临床可表现为四肢逆冷；如局部有血现象，应先刺破瘀血的脉络，然后取手阳明大肠经的荥穴二间、输穴三间，以及手少阳三焦经的荥穴液门和输穴中渚，取足阳明胃经的荥穴内庭、输穴陷谷，及足少阳胆经的荥穴侠溪、输穴临泣。观察足、臂四肢血络瘀阻的情况，针刺尽去，然后治疗四肢痿弱和手足厥逆，都用不补不泻法，采用深刺从阴引阳，使清气上行，浊气外出。都因阴火有余，阳气不足，伏藏于下焦，血属营阴，应当采用从阴引阳的方法，先升举下陷的阳气，再泻去阴火，这也是引导调整精气的方法。

【医案选录】

一、颈椎病案

患者，男，36岁，公务员，于2015年7月以"颈肩背部疼痛，右上肢疼痛麻木2个月余"为主诉来诊。现病史：长期伏案工作，2个月前因劳累后复因吹空调感受寒凉致颈肩背部疼痛，低头时颈部强硬牵涉后头痛，右侧肩臂及小指麻木疼痛，活动功能受限，患处喜温怕凉，体位变化时明显，无心慌胸闷，无呕吐，无头痛耳鸣，自觉乏力，睡眠差，纳食可，二便调；舌质黯、苔白腻，脉浮紧。查体：颈椎生理曲度变直，颈肌僵硬，$C_4 \sim C_7$棘突旁、肩外俞、肩贞、天宗穴处有明显压痛，屈颈试验（+），右臂丛神经牵拉试验（+），右霍夫曼征（+）。

颈椎 CT 示 $C_4 \sim C_5$、$C_5 \sim C_6$、$C_6 \sim C_7$ 椎间盘突出，项韧带带状钙化。中医诊断：项痹（风寒阻络型）；西医诊断：颈椎病（神经根型）。治则：祛风散寒，通络止痛。

治法：穴位局部常规消毒后，用 0.35mm×40mm 一次性毫针，快速刺入束骨、后溪皮下，其中束骨直刺约 20mm，后溪向合谷方向透刺约 30mm，得气后行捻转泻法，留针 30 分钟，每隔 10 分钟捻转 20 秒。每日 1 次，10 次为 1 个疗程。用上法施治 1 次后，患者虽自觉疼痛症状有所减轻，但阴雨天依然时轻时重，故在针刺的基础上行温针灸疗法，即在针柄上穿置一段长约 1.5cm 的艾条施灸，每次灸 7 壮。连续治疗 1 个疗程后，麻木疼痛等症状完全消失，头颈、肩臂及手指活动正常，临床治愈。

按语：《灵枢·经脉》载："小肠手太阳之脉……是动则病……不可以顾，肩似拔，臑似折……颈颔肩臑肘臂外后廉痛。""膀胱足太阳之脉……是动则病冲头痛……项如拔，脊痛，腰似折……"手太阳、足太阳的外经病症中有项痛、肩臂疼痛。《灵枢·杂病》云："项痛不可俯仰，刺足太阳；不可以顾，刺手太阳也。"《灵枢·邪气脏腑病形》言："荥输治外经。"后溪、束骨分别为手太阳小肠经和足太阳膀胱经的输穴。《针灸甲乙经》记载后溪主"肩臑肘臂痛，头不可顾"，束骨主"暴病头痛……项不可以顾，髀枢痛"。《难经·六十八难》载："俞主体重节痛。"在辨经的基础上选用经脉中的输穴治疗外经病及痛症能取得事半功倍的疗效。[张立志, 许能贵五输穴之输穴在针灸临床应用举隅中国针灸, 2017, 37（2）: 219-220.]

二、风湿性关节炎案

杨某，男，25 岁，农民。全身游走性关节痛伴两手腕关节、指掌关节和两足踝关节肿胀 4 个月，当地医院给服泼尼松、强筋松、保泰松等药物治疗未效，症状加重，不能行走。1977 年 10 月 25 日由亲属陪送至我院内科门诊求治。检查：体温正常，咽红，扁桃体 I 度肿大，无脓性分泌物，心肺正常，肝、脾未扪及，两手腕关节指掌关节和两足踝关节肿胀，活动受限。化验：抗链"O" 625U，红细胞沉降率

54mm/h。拟诊断为风湿性关节炎活动期，转针灸科治疗，收住门诊简易病房。

刺血治疗4次，每隔12天刺血1次，取委中、足临泣、局部阿是穴，关节肿胀消失，痛止，能自行活动。复查抗链"O"333U，红细胞沉降率1mm/h，12月1日痊愈出院，住院37天。

按语：本案患者疼痛为外部经络之病。腕、指掌、踝关节正对应荥输穴位置，是为经气初浅时的异常，并未传至内府。《类经》云："荥输气脉浮浅，故可治外经之病。"本案取足临泣乃胆经输穴，调整浮浅的外部异常经气，以达到治疗目的。（王庆其.黄帝内经临证发微.北京：人民卫生出版社，2019.）

阴病治阳阳病治阴

【原文】

《阴阳应象大论》云："审其阴阳，以别柔刚[1]，阳病治阴，阴病治阳，定其血气，各守其乡[2]。血实宜决之，气虚宜掣引[3]之。"

夫阴病在阳者，是天外风寒之邪乘中而外入，在人之背上腑腧、脏腧。是人之受天外客邪，亦有二说：中于阳则流于经，此病始于外寒，络归外热。故以治风寒之邪，治其各脏之腧，非止风寒而已。六淫湿、暑、燥、火，皆五脏所受，乃筋、骨、血、脉受邪，各有背上五脏腧以除之。伤寒一说从仲景。中八风[4]者，有"风论"；中暑者，治在背上小肠腧；中湿者，治在胃腧；中燥者，治在大肠腧。此皆六淫客邪有余之病，皆泻在背之腑腧。若病久传变，有虚有实，各随病之传变，补泻不定，只治在背腑腧。

另有上热下寒，经曰：阴病在阳，当从阳引阴，必须先去络脉经隧[5]之血。若阴中火旺，上腾于天[6]，致六阳[7]反不衰而上充者，先去五脏之血络，引而下行。天气降下，则下寒之病自去矣，慎勿独泻其六阳。此病阳亢，乃阴火之邪滋之，只去阴火，只损血络经隧之邪，勿误也。

阳病在阴者，病从阴引阳，是水谷之寒热，感则害人六腑。又曰：饮食失节，及劳役形质，阴火乘于坤土[8]之中，致谷气、营气、清气、胃气、元气不得上升滋于六腑之阳气，是五阳[9]之气先绝于外，外者天也，下流伏于坤土阴火之中，皆先由喜、怒、悲、忧、恐为五贼所伤，而后胃气不行，劳役、饮食不节继之，则元气乃伤。当从胃合[10]三里穴中推而扬之，以伸元气，故曰从阴引阳。

若元气愈不足，治在腹上诸腑之募穴。若传在五脏，为九窍不通，随各窍之病治其各脏之募穴于腹。故曰：五脏不平，乃六腑元气闭塞之所生也。又曰：五脏不和，九窍不通，皆阳气不足，阴气有余，故曰阳不胜其阴。凡治腹之募，皆为元气不足，从阴引阳勿误也。若错补四末之腧，错泻四末之余[11]，错泻者，差尤甚矣。按岐伯所说，况取穴于天上，天上者，人之背上五脏六腑之腧，岂有生者乎？兴言及此，寒心彻骨！若六淫客邪及上热下寒，筋、骨、皮、肉、血脉之病，错取穴于胃之合及诸腹之募者必危。亦岐伯之言，下工[12]岂可不慎哉。

【注解】

[1] 柔刚：阴阳的互词，阴性柔，阳性刚。《类经》："形证有柔刚，脉色有柔刚，气味尤有柔刚。柔者属阴，刚者属阳。知柔刚之化者，知阴阳之妙用矣。"

[2] 乡：此指疾病的部位。

[3] 挚引：提挚之意。

[4] 八风：指东、南、西、北、东南、西南、东北、西北之风。

[5] 经隧：即经脉，循行较经脉深。

[6] 天：此指上焦。

[7] 六阳：指手太阳、手阳明、手少阳、足太阳、足阳明、足少阳。

[8] 坤土：此指脾胃。

[9] 五阳：即五脏之阳气。

[10] 胃合：指足阳明胃经之合穴。《灵枢·九针十二原》："所入

为合。"

［11］四末之余：四肢的腧穴。

［12］下工：指医术不高明的医生。

【评议】

"阳病治阴，阴病治阳"，是指辨别病之阴阳不同，如"善用针者，从阴引阳，从阳引阴，以右治左，以左治右"。在临床上可以灵活地运用，如阴中求阳，阳中求阴；气虚补血，血瘀行气；育阴潜阳，滋阴降火，引火归原，温阳散寒；脏病治腑，腑病治脏等等。"定其血气，各守其乡""血实宜决之，气虚宜掣引之"，气血为人身之本，气血的运行有一定规律，气血运行失调是疾病的标志，治疗就是使气血运行恢复常道，即"各守其乡"。具体必须辨别气血之虚实"血实宜决之"，血气壅实者治以放血疗法。"气虚宜掣引之"，气虚下陷者用升提补气法治之。

【医案选录】

某女，素体颀长，年届不惑，常年为胃病困扰，形销骨立，夜寐不馨，食不知味，未冬先冷，肢体倦怠，多食则脘腹作胀，大便数日一解。经钡餐X线摄胃片示胃下垂4cm，久治少效。来诊时以食后痞胀为主诉，常年服用促胃动力药，略微缓解。前医曾用健脾消导方药，证情或轻或重，时有反复。思此乃脾胃气虚，升降失调，脾阳不振，火不生土，火衰不能熟谷，《黄帝内经》有"非升降，则无生长化收藏"，"少火之气壮"之说，当用补气升阳，补火生土法徐图。处方：黄芪30g，太子参15g，炒白术12g，茯苓15g，熟附片9g，肉桂3g，补骨脂15g，肉苁蓉15g，炒枳壳15g，香橼皮15g，木茴香各9g，焦楂曲各12g，佛手9g，大枣7枚。

上方加减调治匝月，食欲稍振，脘胀减轻，大便2日一解，神倦肢怠减轻。以上方为基础，加减方曾用过：淫羊藿、麻仁、当归、大腹皮、炮姜、炙鸡内金、枸橘李等，4个月后，诸症基本消失，食欲增，形体渐丰，胀气偶有，大便1～2日一次。改用中成药补中益气丸合保和丸、附子理中丸善后。1年后复查B超示胃下垂2cm。以后仍用上述中成药维持。

按语：《素问·阴阳应象大论》说"气虚宜掣引之。"《类经·论治类》"气虚者，无气之渐，无气则死矣。故当挽回其气而引之使复也。如上气虚者升而举之；下气虚者，纳而归之；中气虚者，温而补之，是皆掣引之义。"本案脾胃气虚下陷致胃下垂。"脾宜升则健；胃宜降则和"（叶天士语）。脾升胃降概括了整个消化系统的功能活动，脾主升清，胃主降浊，两者协调平衡，维持人体消化系统的新陈代谢。脾气的升举，还具有防止人体内脏下垂的生理作用。

胃下垂常发生于长期脾胃虚弱，中气不足而下陷，这种患者往往身体颀长，呈"无力体型"。本案患者除了上述特点以外，尚有脾阳不足之征。故治疗用补气升阳，补火生土法徐图，佐以理气药调畅气机。守法守方，持之以恒。同时，嘱患者坚持腹部按摩和仰卧起坐等锻炼办法。另外，这些病人往往吃得很清淡，不喜欢吃油腻荤腥，加之吸收功能较差，因此十分消瘦。治疗过程中要求病人改善营养，适当增加荤腥食物，让其增加体重，有助于改善内脏下垂。本案患者经过近半年的治疗，体重明显增加，胃下垂上升2cm。

三焦元气衰旺

【原文】

《黄帝针经》云："上气不足，脑为之不满，耳为之苦鸣，头为之苦倾，目为之瞑。中气不足，溲便为之变，肠为之苦鸣。下气不足，则为痿厥心悗，补足外踝[1]下留之。"

此三元[2]真气衰惫，皆由脾胃先虚，而气不上行之所致也。加之以喜、怒、悲、忧、恐，危亡速矣。

【注解】

[1]足外踝：指足太阳膀胱经昆仑穴，在踝区，外踝尖与跟腱之间的凹陷中。

[2]三元：三焦元气。

【评议】

《灵枢·口问》中记载了上、中、下三焦元气不足所导致的疾病。李东垣认为，三焦元气的衰惫，都因脾胃虚弱，使精气不能上行所致，加上喜、怒、悲、忧、恐五志过极，使病情加重，乃至出现危象。

【医案选录】

余因终年伏案，又不注意姿势，渐觉颈项酸楚，肩胛板滞，经常眩晕、头痛。经X线摄片示第5、第6颈椎肥大增生。查脑血流图示脑血管紧张度增高，提示脑供血不足。血压偏高。先以推拿治疗而症缓，但往往好景不长，不久又因熬夜而发作，头倾、目眩、恶心，头不能转侧，转侧则天旋地倾。再行推拿仅半天舒服，继复如故。据云此乃器质性病变，恐别无良策。无奈改服中药，自拟平肝祛风、活血通络法，症稍缓，动辄复作，可叹"医之所病病方少"，愧自称医也。

后思及《灵枢·口问》有"上气不足，脑为之不满，耳为之苦鸣，头为之苦倾，目为之眩"的记载。头为诸阳之会，又为髓之海，上气不足，则清阳不升，脑髓不充，清窍空虚，故见耳鸣、目眩、头倾之症。余虽无上气不足之明证，但平素不耐劳顿，伏案1小时以上，即觉头重颈垂不能支撑，遇劳即发，此非不足乎？遂拟补气升阳，以《东垣试效方》益气聪明汤加减：党参、黄芪、蔓荆子、葛根、升麻、柴胡、川黄柏、甘草、丹参、川芎。2剂后觉头胀不舒，疑升阳后血压升高，坚持以静待变，继服5剂，眩晕明显减轻，头痛除，颈部舒展。守法服用10余剂，测血压正常，诸证均消失。自后注意伏案姿势，未再大作。

卷　下

大肠小肠五脏皆属于胃，胃虚则俱病论

【原文】

《黄帝针经》云："手阳明大肠、手太阳小肠皆属足阳明胃。"小肠之穴在巨虚下廉[1]，大肠之穴在巨虚上廉[2]，此二穴皆在足阳明胃三里穴下也。大肠主津，小肠主液，大肠、小肠受胃之荣气，乃能行津液于上焦，灌溉皮毛，充实腠理。若饮食不节，胃气不及，大肠、小肠无所禀受，故津液涸竭焉。《内经》云："耳鸣、耳聋、九窍不利，肠胃之所生也。"此胃弱不能滋养手太阳小肠、手阳明大肠，故有此证。然亦只从胃弱而得之。故圣人混言肠胃之所生也，或曰，子谓混言肠胃所生，亦有据乎？予应之曰：《玉机真脏论》云："脾不及令人九窍不通"，谓脾为死阴[3]，受胃之阳气，能上升水谷之气于肺，上充皮毛，散入四脏。今脾无所禀，不能行气于脏腑，故有此证。此则脾虚九窍不通之谓也。虽言脾虚，亦胃之不足所致耳。此不言脾，不言肠胃，而言五脏者又何也？予谓此说与上说无以异也。盖谓脾不受胃之禀命[4]，致五脏所主九窍不能上通天气，皆闭塞不利也，故以五脏言之。此三者，只是胃虚所致耳。然亦何止于此，胃虚则五脏、六腑、十二经、十五络[5]、四肢皆不得荣运之气，而百病生焉，岂一端能尽之乎？

【注解】

[1] 巨虚下廉：即下巨虚穴，在足三里下六寸。

[2] 巨虚上廉：即上巨虚穴，在足三里下三寸。

[3] 死阴：脾不主春、夏、秋、冬四时，叫死阴。

[4] 禀命：承受精气。

[5] 十五络：又称十五别络。十二经脉各分出一络，加上任脉、督脉各分一络及脾之大络，合十五络脉。

【评议】

胃虚不荣，百病生焉

《灵枢·本输》言："大肠小肠，皆属于胃，是足阳明也。"李东垣从生理和病理的角度分别对此做了解释。生理上，大肠主津，小肠主液，两者均承受来自胃所化生的营气，才能发挥应有的作用。病理上，《黄帝内经》云"头痛耳鸣、九窍不利，肠胃之所生也"，虽说"肠胃"，实则是胃虚不能滋养小肠、大肠，其本在胃。《素问·玉机真脏论》言："（脾）其不及，则令人九窍不通。"李东垣认为，虽说是脾虚导致，但亦由胃气不足造成，其本仍在胃。文末，李氏指出，胃虚不只会引起耳鸣、耳聋、九窍不利等问题，还会导致五脏、六腑、十二经、十五络脉、四肢等均得不到精气的营养，从而产生各种疾病。此论提示，在临床上诊治疾病时，一定要关注胃气之盛衰，《濒湖脉学》说："四时百病，胃气为本。"《临证指南医案·不食》中云："有胃气则生，无胃气则死，此百病之大纲也。"所言即为此理。

【医案选录】

曾治一肝癌患者，来诊时身体羸瘦，面色灰黄，肌肤干燥，腹胀满，不欲饮食，大便溏，右胁可扪及坚硬肿块。舌质瘀，苔薄，脉细。曾于某医院做肝脏等检查确诊为原发性肝癌（巨块型），已无手术指征。该患者虚衰严重，化源欲竭，血气瘀结而成肿，此属本虚标实，本急救本有形肿块难以速消，而无形之气所当急挽，否则恐砥柱一倾，命危在即。遂先投火剂补气健脾甦胃之药救其本。2周后竟然食欲有增，每次进食一小口饭，大便正常。此胃气小复，为佳候。此后循此调治，病情稳定数月。半年后水陡起，单腹胀大。此转标病为急，故拟祛邪利水之方结合西药利尿同用，症情稳定一段时期。存活1年后因肝破裂而卒。此例先是本急，急挽其胃气救本；后现标急，急逐其水邪，其能存活1年，实属意外。虽终未如愿，但标本之理于此可见一斑。

脾胃虚则九窍不通论

【原文】

真气又名元气，乃先生身之精气也，非胃气不能滋之。胃气者，谷气也、荣气也、运气[1]也、生气[2]也、清气[3]也、卫气也、阳气也；又天气、人气、地气，乃三焦之气，分而言之则异，其实一也，不当作异名异论而观之。

饮食劳役所伤，自汗小便数，阴火乘土位，清气不生，阳道不行，乃阴血伏火[4]。况阳明胃土右燥左热[5]，故化燥火而津液不能停，且小便与汗皆亡津液。津液至中宫[6]变化为血也。脉者，血之府也，血亡则七神何依？百脉皆从此中变来也。

人之百病莫大于中风[7]。有汗则风邪客之，无汗则阳气固密，腠理闭拒，诸邪不能伤也。

或曰，经言阳不胜其阴则五脏气争[8]，九窍不通。又，脾不及则令人九窍不通，名曰重强[9]。又，五脏不和则九窍不通。又，头痛、耳鸣，九窍不通利，肠胃之所生也。请析而解之，答曰：夫脾者阴土也，至阴[10]之气主静而不主动；胃者阳土也，主动而不息。阳气在于地下，乃能生化万物。故五运[11]在上，六气[12]在下，其脾长一尺掩太仓[13]。太仓者，胃之上口也。脾受胃禀，乃能熏蒸腐熟五谷者也。胃者，十二经之源，水谷之海也，平则万化安，病则万化危。五脏之气，上通九窍。五脏禀受气于六腑，六腑受气于胃。六腑者，在天为风、寒、暑、湿、燥、火，此无形之气也。胃气和平，荣气上升，始生温热。温热者，春夏也，行阳二十五度[14]。六阳[15]升散之极，下而生阴。阴降下行为秋冬，行阴道为寒凉也。

胃既受病，不能滋养，故六腑之气已绝，致阳道不行，阴火上行。五脏之气各受一腑[16]之化，乃能滋养皮肤、血脉、筋骨。故言五脏之气已绝于外，是六腑生气先绝，五脏无所禀受而气后绝矣。

肺本收下，又主五气[17]，气绝则下流，与脾土叠于下焦，故曰重强。胃气既病则下溜[18]，经云：湿从下受之，脾为至阴，本乎地也。有形之土，下填九窍之源，使不能上通于天[19]，故曰五脏不和，则九窍不通。胃者行清气而上，即地之阳气也。积阳成天，曰清阳出上窍，曰清阳实四肢，曰清阳发腠理者也。脾胃既为阴火所乘，谷气闭塞而下流，即清气不升，九窍为之不利。胃之一腑病，则十二经元气皆不足也。气少则津液不行，津液不行则血亏。故筋、骨、皮、肉、血、脉皆弱，是气血俱羸弱矣。劳役动作，饮食饥饱，可不慎乎？凡有此病者，虽不变易他疾，已损其天年[20]，更加之针灸用药差误。欲不夭枉[21]，得乎？

【注解】

[1] 运气：即运行之气。

[2] 生气：即生发之气。

[3] 清气：指水谷精气中轻清之气。

[4] 阴血伏火：血属阴，故称阴血。火郁在血分，称阴血伏火。

[5] 右燥左热：右燥指手阳明大肠，左热指手太阳小肠。

[6] 中宫：指脾胃。

[7] 中风：中于风邪。《素问·风论》言："风者，百病之长也。"故云"人之百病莫大于中风"。

[8] 五脏气争：意指五脏之气机紊乱。

[9] 重强：诸注不一，王冰注："重，谓脏气重叠；强，谓气不和顺。"

[10] 至阴：脾为阴脏，位处中焦，以太阴居阴，故为阴中之至阴。

[11] 五运：指木运、火运、土运、金运、水运。运气学说用五运来推测不同年份或季节的气候变化。

[12] 六气：指风、寒、暑、湿、燥、火。

［13］太仓：储粮的大仓，喻胃为水谷之海。如《灵枢·胀论》云："胃者，太仓也。"

［14］行阳二十五度：阳，白天。度，周次。指营卫之气循行，白天循阳经二十五周次。

［15］六阳：指手、足三阳经。

［16］一腑：指胃腑。

［17］五气：指臊、焦、香、腥、腐。

［18］溜：通流。

［19］天：指自然界。

［20］天年：自然赋予人类的寿命。

［21］夭枉：短命而亡。

【评议】

本节重点阐述脾胃虚则九窍不通之理，文中虽然提到"五脏不和则九窍不通""脾不及则令人九窍不通"，但最后均归纳到"肠胃之所生也"，缘于"脾受胃禀""五脏禀受气于六腑，六腑受气于胃"。若脾胃虚弱，生化乏源，不能滋养，则六腑之气先绝，五脏亦无所禀受，九窍随之而病也。上窍包括眼耳鼻口等头面部诸疾，下窍则表现在大小二便。临床上脾虚清阳不升之眩晕，常用健脾升清法收功；脾虚湿浊蒙蔽清窍之头痛眩晕，治以健脾化浊得以康复；脾亏气虚、津不润肠之便秘，可用健脾润肠法获效。

【医案选录】

李某，男，68岁，安徽人，退休人员，2018年6月12日初诊。患者便秘6年余，大便不干不稀，如厕努挣无力，解便困难，肛门下坠胀痛，神乏气短，动则汗出，舌质淡红胖大，舌苔薄白，脉细弱。诊断为"便秘"，辨为脾亏气虚，中气下陷，治拟健脾补脾，通便润肠。方予黄芪汤加减，药用：太子参15g，生白术30g，茯苓12g，生黄芪30g，山药20g，生地10g，当归10g，莱菔子15g，陈皮10g，枳实15g，每日1剂，水煎服。服药14剂。2018年6月28日二诊：药用14剂后来诊诉大便畅行，两日一行，药方有效，再以此方调护1月余而愈。

按语：便秘一证，临床多见。肾为先天之本，脾为后天之本，脾胃虚弱，肾阴阳失调，致后阴功能失调，大便不畅。宗李东垣"脾胃虚则九窍不通"之意，治疗重视健脾补脾，益阳泻阴之法，并配濡润肠道之品，恢复后阴功能。本例患者，年过六十，阴气自半，肝肾阴血不足，有脾虚之证，治疗重在益气润下。药用太子参，生白术、茯苓、山药健脾养胃，生黄芪补脾气，切合升清降浊之旨，生地、当归养血润肠，莱菔子、枳实、陈皮行气通便，补而不滞。[徐艺，刘丽，王锦.单兆伟基于"脾胃虚则九窍不通"理论临证经验探析.辽宁中医杂志，2020，47（1）：43-45.]

胃虚脏腑经络皆无所受气而俱病论

【原文】

夫脾胃虚则湿土之气溜于脐下，肾与膀胱受邪。膀胱主寒[1]，肾为阴火，二者俱弱，润泽之气不行。大肠者庚也，燥气也，主津；小肠者丙也，热气也，主液。此皆属胃。胃虚则无所受气而亦虚，津液不濡，睡觉口燥咽干而皮毛不泽也。甲胆风[2]也，温也，主生化周身之血气；丙小肠热也，主长养周身之阳气，亦皆禀气于胃，则能浮散也，升发也。胃虚则胆及小肠温热生长之气俱不足，伏留于有形血脉之中，为热病，为中风，其为病不可胜纪。青、赤、黄、白、黑五腑[3]皆滞。三焦者，乃下焦元气生发之根蒂，为火乘之，是六腑之气俱衰也。腑者，府库之府，包含五脏及形质之物而藏焉。且六腑之气外无所主，内有所受，感天之风气而生甲胆，感暑气而生丙小肠，感湿化而生戊胃[4]，感燥气而生庚大肠，感寒气而生壬膀胱，感天一[5]之气而生三焦，此实父气[6]无形也。风寒暑湿燥火，乃温热寒凉之别称，行阳二十五度，右迁而升浮降沉之化也，其虚也，皆由脾胃之弱。

以五脏论之，心火亢甚，乘其脾土曰热中，脉洪大而烦闷。《难经》云：脾病"当脐有动气[7]，按之牢若痛"，动气筑筑然[8]坚牢，如有积[9]而硬，若似痛也，甚则亦大痛，有是则脾虚病也，无则非也。更有一辨：食入则困倦，精神昏冒而欲睡者，脾亏弱也，且心火大盛，左迁入肝木之分，风湿相搏，一身尽痛，其脉洪大而弦，时缓，或为眩运战摇，或为麻木不仁，此皆风也。脾病体重节痛，为痛痹[10]，为寒痹[11]，为诸湿痹[12]，为痿软失力，为大疽[13]大痛[14]。若以辛热助邪，则为热病，为中风，其变不可胜纪。

木旺运行北越[15]，左迁入地，助其肾水，水得子助[16]，入脾为痰涎，自入[17]为唾，入肝为泪，入肺为涕，乘肝木而反克脾土明矣。当先于阴分补其阳气升腾，行其阳道而走空窍[18]，次加寒水之药降其阴火，黄柏、黄连之类是也。先补其阳，后泻其阴，脾胃俱旺而复于中焦之本位，则阴阳气平矣。

火曰炎上，水曰润下，今言肾主五液，上至头出于空窍，俱作泣、涕、汗、涎、唾者何也？曰：病痫[19]者，涎沫出于口，冷汗出于身，清涕出于鼻，皆阳跷、阴跷、督、冲[20]四脉之邪上行，肾水不任煎熬，沸腾上行为之也。此奇邪[21]为病，不系五行阴阳十二经所拘，当从督冲、二跷四穴中奇邪之法治之。

五脏外有所主，内无所受，谓无所受盛，而外主皮毛、血脉、肌肉、筋骨及各空窍是也。若胃气一虚，脾无所禀受，则四脏及经络皆病。况脾全借胃土平和，则有所受而生荣，周身四脏皆旺，十二神守职[22]，皮毛固密，筋骨柔和，九窍通利，外邪不能侮也。

【注解】

[1]膀胱主寒：膀胱主冬令寒水之气。

[2]甲胆风：十天干与脏腑相配，胆属甲、主风木。

[3]五腑：此以五色代指五腑，青代胆、赤代小肠、黄代胃、白代大肠、黑代膀胱。

[4]戊胃：十天干中戊代表胃。

[5]天一：五行生成数中有"天一生水"说，此指自然界中水气。

[6]父气：据前后文义，恐为六气之误。

[7] 动气：经脉搏动应手。

[8] 筑筑然：形容搏动有力。

[9] 积：积块、癥积，即实质性肿块。

[10] 痛痹：以疼痛为主症的痹证，由寒邪侵袭，气血痹阻不通所致。

[11] 寒痹：由寒邪侵袭所导致的痹证。《素问·痹论》言"寒气胜者为痛痹"，是以寒痹即痛痹。

[12] 湿痹：由湿邪侵袭所导致的痹证。《素问·痹论》云"湿气胜者为着痹"，是以湿痹即着痹，以肢体麻木不仁重着为主症。

[13] 疽：指疮疡表现为漫肿无边，皮色不变，不痛者。

[14] 痈：指疮疡表现为红肿高起，焮热疼痛者。

[15] 北越：北，指肾；越，越过。

[16] 水得子助：木为水之子，即肾得到肝的帮助。

[17] 自入：肾主五液（汗涎唾泪涕），唾属肾，故言自入。

[18] 空窍：即孔窍，指耳、目、口、鼻等。

[19] 痫：即癫痫，是一种发作性神志丧失、口吐白沫、肢体抽搐、醒后一如常人的病证。

[20] 阳跷、阴跷、督、冲：属奇经八脉中的四脉。

[21] 奇邪：奇经的病邪。

[22] 十二神守职：指十二脏腑功能正常。

【评议】

《灵枢·平人绝谷》言："平人……胃满则肠虚，肠满则胃虚，更虚更满，故气得上下，五脏安定，血脉和利，精神乃居，故神者，水谷之精气也。"叙述了常人每日饮食胃气之运作，提示人体五脏、血脉、精神等生命活动无不禀气于胃。《素问·玉机真脏论》云："胃者，五脏之本也。"《灵枢·口问》："胃不实则诸脉虚。"《素问·厥论》："胃不和则精气竭。"《素问·平人气象论》："人无胃气曰逆，逆者死""脉无胃气亦死"。这些论述均说明人之胃气与生命之机息息相关。李东垣深得其旨，在本节中分别从六腑、五脏的角度进一步阐明胃气之重要性。

从六腑而论：脾胃虚弱，则气下陷于脐下，肾与膀胱受邪，二者气弱可致气化失司，津液不行；大肠、小肠不得胃气滋养，津液失于濡养，可现睡觉口燥咽干、皮毛失去光泽等症；胃气虚会使胆与小肠温热、生长之气不足，阴火伏留血脉，变生热病、中风等病症；三焦为下焦元气生发之根本，若被阴火侵袭，则六腑之气都会衰弱。

以五脏而言：心火亢盛，侵侮脾土，导致出现脉洪大而烦闷的"热中"证；肝风脾湿相搏结，以致一身尽痛，脉洪大而弦，有时出现缓脉，或为眩晕、肢体颤摇，或为四肢麻木不仁；肝旺侵袭脾土，脾虚不能制约肾水，肾水得旺盛肝木之助而泛滥，导致痰涎、唾、泪、涕增多。

李氏在文末总结道，胃气一虚，肝肾心肺四脏及其经络因为失去胃气滋养而致病。脾脏全凭胃气平和才能禀受其水谷精微的营养，从而使全身四脏旺盛，十二脏腑各尽其职，皮毛固密，筋骨柔和，九窍通利，外邪不能侵侮。此言颇合《黄帝内经》之旨。

【医案选录】

刘某，男，71岁，1991年9月14日初诊。40年前右肾因结石切除，左肾患慢性肾炎已10载。7月初因心室颤动上海某医院住院，治疗中突发急性肾衰竭，进行腹膜透析治疗，已逾2月。病情严重，已发病危通知。家属要求中医会诊。患者卧床不起，色苍神疲，声微音嘶，口唇干裂，泛恶频频，呕吐不止，已整整5日不能进饮食，24h小便量不足200ml，舌质红剥，尺寸不显，寸关弦劲。现每日仍做腹膜透析。辨证：胃阴枯槁，脾肾衰败，水谷不进，癃闭不通，下关上格，邪浊壅滞，脉露真脏，胃气将绝，生命垂危。人以胃气为本。命之不存，何论其余？当务之急，速救胃气以夺命为上策。取麦门冬汤、旋覆代赭汤、橘皮竹茹汤仲景之三方合参，大剂救胃阴，护胃气，降逆止呕。嘱浓煎取汁，小口频含慢咽。服药3剂。泛恶已除，呕吐已减，略进米汤，精神稍回，乃胃气渐复之兆，有转危为安之望。原方白术加量，再加淡附片、巴戟天、山萸肉，急救脾肾，服药1月，呕吐止，每日进食150～200g，舌质已不红剥，脉细濡。胃气已复，小便尚赖透析，乃转而治肾病。调治2月，曾封闭几次检测，小便量自450ml增至1 000ml左右，开放后亦有800ml，血肌酐亦明显下降，说明肾功能已有所改善。乃出院，继续中药调治。（王庆其.黄帝内经临证发微.北京：人民卫生出版社，2019.）

胃虚元气不足诸病所生论

【原文】

夫饮食劳役皆自汗，乃足阳明化燥火，津液不能停，故汗出而小便数也。邪之大者莫若中风，风者百病之长，善行而数变；虽然，无虚邪[1]则风雨寒不能独伤人，必先中虚邪，然后贼邪[2]得入矣。至于痿、厥逆，皆由汗出而得之也。且冬阳气伏藏于水土之下，如非常泄精[3]，阳气已竭，则春令从何而得，万化俱失所矣。在人则饮食劳役，汗下时出，诸病遂生。予所以谆谆如此者，盖亦欲人知所慎也。

【注解】

[1]虚邪：乘虚而入的邪，泛指四时不正之气。

[2]贼邪：贼害人体的邪，指四时不正之气。

[3]泄精：冬令应寒反温，精气外泄。

【评议】

李东垣在"大肠小肠五脏皆属于胃，胃虚则俱病论""脾胃虚则九窍不通论""胃虚脏腑经络皆无所受气而俱病论"三节中论述了胃虚是脏腑、经络以及九窍产生疾病的根本所在，在本节中再次强调了胃虚元气不足会导致各种疾病的发生。李氏引用《灵枢·百病始生》中"两虚相得，乃客其形"的发病观，认为胃虚元气不足是疾病发生的内因，外邪乘虚而入，引发疾病。同时指出，饮食失节，劳逸过度，时时汗出，则是导致胃气虚弱的原因。李氏在本书中反反复复提到这一点，是想让人们能够谨慎从事，顾护胃气。

忽肥忽瘦论

【原文】

《黄帝针经》云："寒热少气，血上下行。"夫气虚不能[1]寒，血虚不能热，血气俱虚不能寒热，而胃虚不能上行，则肺气无所养，故少气。卫气既虚不能寒也，下行乘肾肝助火为毒，则阴分气衰血亏，故寒热少气。血上下行者，足阳明胃之脉衰，则冲脉并阳明之脉上行于阳分，逆行七十二度[2]，脉之火大旺逆阳明脉中，血上行，其血充满于上，若火时退伏于下则血下行，故言血上下行。俗谓之忽肥忽瘦者是也。经曰：热伤气。又曰：壮火食气[3]。故脾胃虚而火胜，则必少气，不能卫护皮毛，通贯上焦之气，而短少也。阴分血亏，阳分气削，阴阳之分，周身血气俱少，不能寒热，故言寒热也。《灵枢经》云："上焦开发，宣五谷味，熏肤、充身、泽毛，若雾露之溉。"此则胃气平而上行也。

【注解】

[1]能：音义皆通"耐"。

[2]度：周次。

[3]壮火食气：壮火，此指亢盛的阳气；食，侵蚀；气，元气。意为亢盛的阳气可以侵蚀元气。

【评议】

胃虚火胜，忽肥忽瘦

《灵枢·寿夭刚柔》云："寒热少气，血上下行。"此病理现象俗称忽肥忽瘦。李东垣认为，此由胃虚气弱，阴火旺盛引起。阴分血亏，阳分气虚，阴阳周行之血气衰少，不耐寒热，故现寒热症状；胃虚水谷精气不能上输于肺，肺气失养，故少气不足以息；同时《黄帝内经》有"热伤气""壮火食气"之言，阴火旺盛，销蚀元气，则必然少气；足阳明胃脉虚衰，冲脉之火逆行于阳明脉中，冲于上部则血上行，退伏下部则血下行，故血上下妄行，而现忽肥忽瘦之症。《灵枢·决气》言：

"上焦开发，宣五谷味，熏肤、充身、泽毛，若雾露之溉。"此为胃气调和而上行的结果，是正常的生理状态。

天地阴阳生杀之理在升降浮沉之间论

【原文】

《阴阳应象大论》云："天以阳生阴长，地以阳杀阴藏[1]。"然岁以春为首，正[2]，正也；寅，引也。少阳之气[3]始于泉下[4]，引阴升而在天地人之上。即天之分，百谷草木皆甲坼[5]于此时也。至立夏少阴之火[6]炽于太虚[7]，则草木盛茂，垂枝布叶，乃阳之用，阴之体，此所谓天以阳生阴长。经言岁半以前天气主之[8]，在乎升浮也。至秋而太阴之运[9]初自天而下逐，阴降而彻地，则金振燥令[10]，风厉霜飞，品物咸殒，其枝独存，若乎毫毛。至冬则少阴之气复伏于泉下，水冰地坼，万类周密，阴之用，阳之体也，此所谓地以阳杀阴藏。经言岁半以后地气主之[11]，在乎降沉也。

至于春气温和，夏气暑热，秋气清凉，冬气冷冽，此则正气之序也。故曰履端于始[12]，序则不愆[13]，升已而降，降已而升，如环无端，运化万物，其实一气也。设或阴阳错综胜复之变[14]，自此而起。万物之中，人一也，呼吸升降，效象天地，准绳阴阳。盖胃为水谷之海，饮食入胃，而精气先输脾归肺，上行春夏之令，以滋养周身，乃清气[15]为天者也。升已而下输膀胱，行秋冬之令，为传化糟粕转味[16]而出，乃浊阴为地者也。

若夫顺四时之气，起居有时，以避寒暑。饮食有节，及不暴喜怒以颐神志，常欲四时均平而无偏胜则安。不然损伤脾，真气下溜，或下泄而久不能升，是有秋冬而无春夏，乃生长之用陷于殒杀之气，而百病皆起，或久升而不降亦病焉。于此求之，则知履端之义矣。

【注解】

[1]天以阳生阴长，地以阳杀阴藏：天地，指自然界。生与长、杀与藏，为临文避复互换使用的相对同义词。意为阳生阴亦生，阳杀

阴亦杀，阴阳两者协调统一，相辅为用。

［２］正：农历一月为正，即正月。

［３］少阳之气：阳气初生之时。

［４］泉下：指地下。

［５］甲坼：甲，草木的种子外壳；坼，裂开。

［６］少阴之火：运气学说中的六气之一，少阴君火主夏令，天气暄热。

［７］太虚：指天空。

［８］岁半以前天气主之：运气学说中司天之气主管上半年的天气变化，即从大寒至小暑。

［９］太阴之运：运气学说中六气之一，季节为长夏，主农历六月。

［１０］金振燥令：秋令在五行属金，在六气属燥。秋季燥气流行。

［１１］岁半以后地气主之：运气学说中在泉之气主管下半年的天气变化，即从大暑至小寒。

［１２］履端于始：履，步；端，正；始，指正月一日。意为时令按历法准时起始。

［１３］不忒：不忒期。

［１４］胜复之变：运气学说中的胜气与复气。一年之中，若上半年有太过的胜气，下半年当有与之相反的复气。例如，上半年热气偏胜，下半年即有寒气以报复之。

［１５］清气：指自然界的清阳之气。

［１６］转味：食物经消化吸收，转化为糟粕。

【评议】

升降出入，无器不有

升降出入既是生命活动基本运动方式，也是生命活动的内在动力。升降出入的运动能保持相对适度的范围、力度和时间长度，生命活动就能处于正常状态，这便是人生理功能的正常体现。若升降出入的运动不能保持相对适度的范围、力度和时间长度，生命活动就会失衡，出现反常，反映在人上就是病理反应的出现。如果升降出入运动一旦终止，人和其他物质和生命也就结束，因此《素问·六微旨大论》说："出入废，则神机化灭；升降息，则气立孤危。故非出入，则无以生长壮老已；非升降，则无以生长化收藏。是以升降出入，无器不有。"运动是物质存在的形式及固有属性，动而不息是自然界的根本规律。中医学就是用运动变化的观点来分析研究生命健康和疾病等医学问题，这是中医学的基本学术思想。升降出入是其基本运动形式，自然界的生长收藏，人体的生长壮老已，无不赖之变化，四者之间必须保持正常，否则自然界就会灾害降临，人体就将发生疾病，严重的可以出现"神机化灭""气立孤危"，预示生命的危殆。

联系临床则以周学海之《读医随笔》阐发入微。他说："内伤之病，多病于升降，以升降主里也；外感之病，多病于出入也……升降之病极，则亦累及出入矣；出入之病极，则亦累及升降矣。"说明升降与出入，关系密切，前者从纵向云，后者从横向看，而人身乃统一整体，升降出入协调顺畅则气化不息，生化无穷，反之则诸症丛生，百病乃起。

即以脾胃病为例，脾胃居中焦，为气机升降之枢纽，大抵治脾胃病总以调节升降为大法。仲景创五个泻心汤治痞证，尤其是半夏泻心汤为辛开苦降法之代表方剂，临床用其调治各种胃病，收效甚佳。

阴阳寿夭论

【原文】

《五常政大论》云："阴精[1]所奉其人寿，阳精[2]所降其人夭。"夫阴精所奉者，上奉于阳，谓春夏生长之气也。阳精所降者，下降于阴，谓秋冬收藏之气也。且如地之伏阴[3]，其精遇春而变动，升腾于上，即曰生发之气；升极而浮，即曰蕃秀[4]之气。此六气[5]右迁于天，乃天之清阳也，阳主生，故寿。天之元阳[6]，其精遇秋而退，降坠于下，乃为收敛殒杀之气，降极而沉，是为闭藏之气，此五运[7]左迁[8]入地，乃地之浊阴也，阴主杀，故夭。

"根于外者，名曰气立[9]，气止则化绝；根于内者，名曰神机[10]，神去则机息。"皆不升而降也。地气者人之脾胃也，脾主五脏之气，肾主五脏之精，皆上奉于天，二者俱主生化以奉升浮，是知春生夏长皆从胃中出也。故动止[11]饮食各得其所，必清必净，不令损胃之元气，下乘肾肝及行秋冬殒杀之令，则亦合于天数[12]耳。

【注解】

［1］阴精：指地气。

［2］阳精：指天气。

［3］伏阴：伏藏之阴气。

［4］蕃秀：繁荣。

［5］六气：指风、寒、暑、湿、燥、火。

［6］元阳：即阳气。

［7］五运：指木、火、土、金、水五运。

［8］左迁：向左迁移下降。

［9］气立：气化之所立。

［10］神机：生命活动的概括。

［11］动止：作息。

［12］天数：自然赋予人类的寿命数。

【评议】

神去则机息

《素问·五常政大论》："根于中者，命曰神机，神去则机息。"何为神机？历代注释不一。《灵枢·本神》说："两精相搏谓之神。"可见神对于人体而言，代表了机体的生命力。而机，即是枢机的意思。主宰人体生命活动的枢机即是神机。《灵枢·本脏》："志意者，所以御精神，收魂魄，适寒温，和喜怒者也。""志意和则精神专直，魂魄不散，悔怒不起，五脏不受邪矣。"这里的"志意"即是神机，具有驾驭精神情志活动，调节生理活动，适应外界环境的功能。神机息则意味着生命活动的终亡。

大凡治病，"先必本于神"（《灵枢·本神》），"失神者死，得神者生"(《灵枢·天年》)。《素问·汤液醪醴论》说:"形弊血尽而功不立者何?岐伯曰:神不使也。"治病的手段,不凡针石药,但"药非正气,不能运行针非正气不能驱使",如果病者已达"神不使"阶段,即使辨证正确,药后也难以为功。所谓"神不使"即神机即将天绝,生命力衰微,自我防御,调节等功能丧失,即"神去则机息",生机无存。而该篇指出神不使的原因是"嗜欲无穷,而忧患不止,精气弛坏,荣涩卫除,故神之去而病不愈也"。

故中医治病强调"一曰治神"(《素问·宝命全形论》),有神则生,无神则死,养生的关键,也在养神,诸如食养,气功等锻炼方法,必以养神为先。神,在中医学中有特定的含义,特殊的地位,当深刻理解、把握之。

【医案选录】

曾遇某患者,素体康健,平时很少跑医院,即使举家感冒,他却安然无恙,常自恃体壮而不拘小节,亦无明显胃肠道症状。去年下半年某月,单位体检发现肠癌,真是晴天霹雳,简直不敢相信,从X线摄片到腹部CT,及至MRI均确诊该病。顿时大墙倾倒,身心俱悴,无奈硬着头皮完成手术,折腾2个月,体重锐减15kg,形销骨立,似脱胎换骨状。稍事休息,即行化疗。2次化疗后,反应甚剧,纳少神疲,彻夜不能安睡,无法继续完成化疗,遂停药。此后,进入急病乱投医的艰难历程,听说什么地方能治,不顾旅途劳顿,倾家奉陪前往,一两次后又即更医,另从小单方到保健品,从抗癌秘方到治癌圣手,遍尝百草之甜酸苦辣。尤其是精神状态极差,昼夜不眠,梦中常与阎王爷对话云云,心头沉重阴影无法抹去,食欲很差,抵抗力江河日下。前后迁延年余,终因神去而机息,撒手人寰。

按语:该患者因素体康健,突然发现患有恶性肿瘤,遂精神防线崩溃,恐惧、焦虑、紧张,使"精神不进,志意不治"。《黄帝内经》所谓"神不使也"。何谓"神不使"?简言之,即神机衰败,无力抗邪,也不能使医生的治疗措施发挥作用。诚如滑寿《读素问钞》云:"药非正气不能运行,针非正气不能驱使,故曰针石之道,精神进,志意治则病可愈；若精神越，志意散，虽用针石，病亦不愈。"现代心身医学认为，社会心理因素除诱使肿瘤发生外，还明显影响肿瘤的发展过程。良好的心理情绪反应有利于调整机体平衡，增强免疫功能，使肿瘤向好的方向转归，让肿瘤处于"自限状态"，甚至自然消退；相反，恶劣的情绪进一步降低了机体抵抗能力，可促使病情恶化。其实临床所见，不仅恶性肿瘤的发生发展与心理因素关系密切，几乎所有的疾病无不随心境的好坏而变化。故《黄帝内经》强调治病首要"治神"，因为"神者，正气也"，神气衰则正气败，神气昌则正气壮，为医者不可不知。（王庆其.黄帝内经临证发微.北京：人民卫生出版社，2019.）

五脏之气交变论

【原文】

《五脏别论》云："五气[1]入鼻，藏于心肺。"《难经》云："肺主鼻，鼻和则知香臭。"洁古云："视听明而清凉，香臭辨而温暖。"此内受天之气而外利于九窍也。夫三焦之窍开于喉[2]，出于鼻，鼻乃肺之窍，此体也，其闻香臭者用也。心主五臭[3]舍于鼻，盖九窍之用皆禀长生[4]为近，心长生于酉，酉者肺，故知鼻为心之所用，而闻香臭也。耳者上通天气，肾之窍也，乃肾之体而为肺之用，盖肺长生于子，子乃肾之舍而肺居其中，而能听音声也。一说声者天之阳，音者天之阴，在地为五律[5]，在人为喉之窍，在口乃三焦之用。肺与心合而为言，出于口也，此口心之窍开于舌为体，三焦于肺为用，又不可不知也。肝之窍通于目，离为天[6]，能耀光而见物，故分别五色也，肝为之舍，肾主五精[7]，鼻藏气于心肺，故曰主百脉而行阳道。经云：脱气者目盲，脱精者耳聋，心肺有病而鼻为之不利，此明耳、目、口、鼻为清气所奉于天，而心劳胃损则受邪也。

【注解】

[1]五气：臊、焦、香、腐、腥。

〔2〕三焦之窍开于喉：咽喉为三焦所主水津出入之通路，故有此言。

〔3〕五臭：即上述五气。

〔4〕长生：相生之意。

〔5〕五律：五种音律的乐器。

〔6〕离为天：离为八卦之一，象征火和太阳。

〔7〕五精：五脏精气。

【评议】

心肺有病而鼻为之不利

《素问·五脏别论》言："五气入鼻，藏于心肺，心肺有病，而鼻为之不利也。"此处"五气"有两种看法：一指药食之气，即臊、焦、香、腥、腐；一指气候之气，即风、暑、湿、燥、寒。自然界之五气通过鼻的吸入进入人体，贮藏在心肺之中，然后布散至全身。倘若心肺功能失常，气机运行受阻，则会导致鼻窍因之不利，产生鼻塞、流涕，甚至失嗅等症状。

众所周知，肺开窍于鼻，是故鼻窍的疾病大多从肺论治。"心肺有病，而鼻为之不利也"为治疗鼻窍疾病拓宽了思路，提示若心脏有恙，也会导致鼻窍方面的疾病，因此在治疗时可以从心的角度来考虑。《难经·四十难》云："鼻者肺之候，而反知香臭……其意何也？然。肺者，西方金也。金生于巳，巳者，南方火也。火者心，心主臭，故令鼻知香臭。"指出鼻的嗅觉功能与心密切相关。金元四大家之一刘完素在《素问病机气宜保命集》中言："鼻塞者，肺也。何谓治心？心主臭。"认为鼻塞者，可以从心论治。国医大师干祖望先生是我国著名中医耳鼻喉科学家，他对于鼻病从心论治有着独到见解，认为一者心主神明，嗅觉的产生有赖于神明知觉；二者心主血脉，血行不畅，可致鼻窍血络瘀滞，进而引发疾病。西医学中的"幻嗅症"及"肥大性鼻炎"，在常规治疗乏效时，可以考虑从心施治。

【医案选录】

案例1：崔某，女，43岁。1986年2月15日初诊。鼻塞十余年，夏轻冬重，嗅觉日减，涕量不多，曾在某医院诊断为"慢性肥大性鼻炎"，做下甲部分切除术及冷冻术，均未根治。检查：鼻黏膜黯红，双中、下鼻甲均肥大，表面凹凸不平如桑葚样，舌有紫意，苔薄白，脉细涩。辨证论治：血络失畅，鼻甲留瘀，取化瘀法。处方：乳香 3g，没药 3g，归尾 10g，丹参 6g，红花 6g，桃仁 10g，落得打 10g，菖蒲 3g，白芷 6g。此方连服 20 余剂鼻塞大为减轻，守方续用 10 剂，诸恙告退。[王澄芳.耳聋治肺，鼻塞治心，咽燥健脾，清涕责肾——学习干祖望老师治验一得.甘肃中医学院学报，1988（1）：25-26.]

案例 2：夏某，女，71 岁。1994 年 8 月 7 日初诊。患嗅觉丧失半年。病初曾有感冒史，刻下无明显全身症状，鼻腔通气好，无涕。鼻镜检查：鼻黏膜光滑，嗅裂清晰，唯神疲乏力。诊为真性失嗅。投心肺两益汤加减。处方：党参、黄芪、酸枣仁各 15g，茯神、紫菀、远志、石菖蒲各 10g，桑皮 12g，五味子 4g，路路通 10g。5 剂。另外用丹参注射液滴鼻，1 日 3 次。药后患者嗅觉有所改善，再服 20 剂后嗅觉基本恢复正常。[程康明.心肺同治疗鼻病.中医杂志，2000，41（1）：19-20.]

按语：活络效灵丹出自《医学衷中参西录》，由乳香、没药、归尾、丹参组成。案例 1 的文中总结干老用此方治疗鼻病时，加桃仁、红花之类助行血化瘀之力，另用落得打能行瘀而不伤血，取菖蒲通心气而宣鼻窍；白芷引诸药上行头面。运用此方的辨证要点为鼻甲肥大，颜色紫黯，表面不平，对麻黄素不敏感者。

案例 2 为真性失嗅，全身症状不显，唯有神疲乏力。《证治准绳·七窍门》说："心主嗅，肺主诸气，鼻者肺之窍，反闻香臭者，何也？盖以窍言之，肺也，以用言之，心也。"指出鼻能闻香臭，为心之用。故本例治疗以心肺两益汤加减，心肺兼顾，养心益气。俾心肺之能恢复，则香臭之气可知。

阴阳升降论

【原文】

《易》曰：两仪[1]生四象[2]，乃天地气交，八卦[3]是也。在人则清浊之气皆从脾胃出，荣气营养周身，乃水谷之气味化之也。清阳为天（清阳成天，地气上为云，天气下为雨，水谷之精气也，气海[4]也，七神也，元气也，父[5]也）。清中清者，清肺以助天真[6]，清阳出上窍（耳目鼻口之七窍是也）。清中浊者，荣华腠理。清阳发腠理（毛窍也），清阳实四肢（真气充实四肢）。浊阴为地（坚阴成地，云出天气，雨出地气，五谷五味之精是五味之化也。血荣也，维持神明[7]也，血之府会也，母[8]也）。浊中清者，荣养于神（降至中脘而为血，故曰心主血，心藏神）。浊阴出下窍（前阴膀胱之窍也）。浊中浊者，坚强骨髓。浊阴走五脏（散于五脏之血也，养血脉，润皮肤、肌肉、筋者是也，血生肉者此也），浊阴归六腑（谓毛脉合精，经气归于腑者是也）。

"天气清静光明者也，藏德不止[9]，故不下也。天明则日月不明，邪害空窍。阳气者闭塞，地气者冒明[10]，云雾不精[11]，则上应白露不下，交通不表[12]，万物命故不施[13]，不施则名木[14]多死，恶气[15]不发，风雨不节，白露不下，则菀藁[16]不荣，贼风数至，暴雨数起，天地四时不相保，与道相失，则未央[17]绝灭。唯圣人从之，故身无苛病[18]，万物不失，生气不竭。"此说人之不避大寒伤形，大热伤气，四时节候变更之异气，及饮食失节，妄作劳役，心生好恶，皆令元气不行，气化为火，乃失生夭折之由耳。

【注解】

[1] 两仪：指天地阴阳。

[2] 四象：指春夏秋冬四时。

[3] 八卦：《周易》中的八种基本图形，名为乾、坤、震、巽、坎、离、艮、兑，分别象征天、地、雷、风、水、火、山、泽八种自然

现象。

［4］气海：精气汇合之处。

［5］父：元阳。

［6］天真：先天真元之气。

［7］神明：此指人体生命功能活动。

［8］母：元阴。

［9］藏德不止：德，宇宙万物生化的力量。天藏蓄着这样的力量，故云藏德不止。

［10］冒明：昏暗之意。

［11］云雾不精：指云雾弥漫，日光不清明。

［12］交通不表：指天地之气交流不畅。

［13］万物命故不施：施，延也。万物的生命不能延续。

［14］名木：高大的树木。胡澍注："名，大也。名木，木之大者。"

［15］恶气：浊气。

［16］菀藳：菀，茂盛；藳，禾秆，此处泛指禾苗。

［17］未央：未到一半。

［18］苛病：苛，通疴。疴，病也。苛病，即疾病。

【评议】

清阳为天，浊阴为地

以天地阴阳变化喻人，运用阴阳清浊升降的理论解释人体生理现象。阳气上升，升腾气化，变为无形，但具有一定功能活动；阴气混浊下降，凝聚成形，对人体无益，则可排出体外，如"清阳出上窍，浊阴出下窍"。这里清阳指宣发于颜面部七窍，使其发挥感觉功能的精阳之气，浊阴指排泄于前后二阴的大小便。又如阳气向外发散，作用于体表，可对腠理、汗孔起开合作用；反之，阴精在体内藏于五脏，对全身具有营养滋润作用。可见阴阳清浊还有内外出入之别。故曰"清阳发腠理，浊阴走五脏"。这里清阳言宣发腠理的卫阳之气，浊阴为五脏所藏的精血津液。再如，水谷入胃，经过胃的腐熟，脾的运化，可产生阴阳两种不同物质，作用途径亦不同，其轻清精微之气敷布于四肢，使肢体阳气充盈，运动有力，故为清阳；其糟粕之物有形且秽浊，故为浊阴，则转输于六腑。故曰："清阳实四肢，浊阴归六腑。"所以这里清阳是充养于四肢肌肉、筋脉骨骸的水谷精气。浊阴指归输于六腑传导的水谷及糟粕。李东垣认为清阳和浊阴又有清浊之分。清中之清者，养肺气以助先天真元之气，并上养七窍；清中之浊者，荣养腠理，充养四肢。浊中之清者，荣养精神，代谢产生的浊物通过前后阴排出体外；浊中之浊者，坚强骨髓，荣养五脏、血脉、皮肤。

我认为，清阳之气向上、向外升发，浊阴之气向下、向内沉降的观点，为后世治疗学中多种治疗方法提供了理论依据。如治疗耳目失聪、头痛眩晕的益气升提法，治疗表证的宣肺发散法，治疗手足厥逆的温阳法，治疗肠胃积滞的攻下法，治疗水肿的利水逐水法，都是在这一理论的启发下发展起来的。

【医案选录】

王某，男，45岁。1987年秋诊。偏头痛断续发作半年余，每作经旬，辄伴眩晕、呕恶，痛苦莫名。此次发作时测得血压18.9/13.3kPa（142/100mmHg），用复降片，血压恢复正常，而头痛、眩晕如故。追询病史，头痛每随劳顿发作，尤其不耐脑力劳动。查脑血流图示：脑血管紧张度增高。诊脉细濡，舌苔薄。此气虚清阳不升所致，拟益气聪明汤加味：炙黄芪15g，党参10g，甘草4.5g，升麻4.5g，葛根15g，蔓荆子12g，炒白芍15g，丹参30g，川芎10g。上方煎服2贴后，觉头胀如蒙，两颞侧血管搏动。患者疑药不对症，医嘱再服之，头胀、头痛渐轻。原方去升麻加当归10g，调治匝月，头痛眩晕迄未再作，血压稳定。

按语：张景岳治头痛分久暂，久痛多属元气亏虚。其头痛绵绵，且常因疲劳而发，为辨证眼目。现代研究提示偏头痛80%因于脑供血不稳定。王清任云："元气既虚，必不能达于血管，血管无气，必停留而瘀。"清阳不升，血管无气，诸阳之会无以滋荣，遂致脑供血不足，是以头痛必于劳顿而诱发。益气聪明汤出《东垣试效方》。我院吴敦序实验证明此方有"增加脑供血量，提高脑代谢和兴奋大脑皮质的功能"，故对气虚型偏头痛，尤其经脑血流检查证实脑血供不足者，尤为得宜。

[王庆其. 偏头痛辨治举隅. 上海中医药杂志，1990（2）：3-4.]

调理脾胃治验治法用药若不明升降浮沉差互反损论

【原文】

予病脾胃久衰，视听半失，此阴盛乘阳，加之气短精神不足，此由弦脉令虚，多言之过，皆阳气衰弱不得舒伸，伏匿于阴中耳。癸卯[1]岁六七月间，淫雨阴寒逾月不止，时人多病泄利，乃湿多成五泄[2]故也。一日，予体重、肢节疼痛，大便泄并下者三，而小便闭塞。思其治法，按《内经·标本论》："大小便不利，无问标本，先利大小便也。"又云："其下者引而竭之[3]。"亦是先利小便也。当又云：诸泄利，小便不利，先分利之。又云：治湿不利小便非其治也。皆当利其小便，必用淡味渗泄之剂以利之，是其法也。噫，圣人之法，虽布在方册，其不尽者可以求责耳。今客邪[4]寒湿之淫，从外入里，以暴[5]加之，若从已上法度用淡渗之剂以除之，病虽即已，是降之又降，是复益其阴而重竭其阳气矣，是阳气愈削而精神愈短矣，是阴重强而阳重衰矣，反助其邪之谓也，故必用升阳风药即瘥。以羌活、独活、柴胡、升麻各一钱，防风根截[6]半钱，炙甘草根截半钱，同㕮咀，水四中盏，煎至一盏，去柤稍热服。大法云：寒湿之胜，助风以平之。又曰：下者举之[7]，得阳气升腾而去矣。又法云，客者除之[8]，是因曲而为之直也。夫圣人之法可以类推，举一而知百病者也。若不达升降浮沉之理，而一概施治，其愈者幸也。

【注解】

[1]癸卯：农历干支纪年。

[2]五泄：据《难经·五十七难》载，指胃泄（飧泄）、脾泄（濡泄）、大肠泄（洞泄）、小肠泄（血泄）、大瘕泄（肠澼）。

[3]引而竭之：引，疏导；竭，祛除。

[4] 客邪：泛指外邪侵犯人体。

[5] 暴：急骤之意。

[6] 截：切断。

[7] 下者举之：中气下陷者以补气升提法治之。

[8] 客者除之：外邪侵犯人体者治以祛邪外出。

【评议】

此为李东垣治疗自己泄泻的一则案例。李氏脾胃虚衰已久，阳气伏于下焦阴分，不得舒展升发。癸卯年六七月间，阴雨连绵，湿邪为病，李氏为湿所困，出现身体沉重，肢节酸痛，大便溏泄，小便不畅等症状。按常法，当以淡味渗泄之剂通利小便，使湿邪从下而出。但如此会助长阴邪，使阴气更盛而阳气愈发衰微，故李氏用升发阳气之风药治疗。药用羌活、独活、防风、柴胡、升麻、炙甘草，祛风湿而升清阳，使清升浊降，则邪去正安。本案李东垣多次引用《黄帝内经》原文，从中可以看出其对《黄帝内经》的治法治则烂熟于胸，同时也提示要学会触类旁通，不可胶柱鼓瑟。

【原文】

戊申六月初，枢判[1]白文举年六十二，素有脾胃虚损病，目疾时作，身面目睛俱黄，小便或黄或白，大便不调，饮食减少，气短上气，怠惰嗜卧，四肢不收；至六月中目疾复作，医以泻肝散下数行而前疾增剧。予谓大黄、牵牛虽能除湿热而不能走经络，下咽不入肝经，先入胃中，大黄苦寒重虚其胃，牵牛其味至辛能泻气，重虚肺本，嗽大作，盖标实不去，本虚愈甚；加之适当暑雨之际，素有黄证之人，所以增剧也。此当于脾胃肺之本脏，泻外经中之湿热，制清神益气汤主之而愈。

清神益气汤

茯苓　升麻已上各二分　泽泻　苍术　防风已上各三分　生姜五分

此药能走经，除湿热而不守，故不泻本脏，补肺与脾胃本中气之虚弱。

青皮一分　橘皮　生甘草　白芍药　白术已上各二分　人参五分

此药皆能守本而不走经，不走经者，不滋经络中邪，守者能补脏之元气。

黄柏一分　麦门冬　人参已上各二分　五味子三分

此药去时令浮热湿蒸。

上件锉如麻豆大，都作一服，水二盏，煎至一盏，去柤，稍热空心服。

火炽之极，金伏[2]之际，而寒水绝体[3]，于此时也，故急救之以生脉散，除其湿热，以恶其太甚。肺欲收，心苦缓，皆酸以收之，心火盛则甘以泻之，故人参之甘，佐以五味子之酸，孙思邈云：夏月常服五味子以补五脏气是也。麦门冬之微苦寒，能滋水之源于金之位，而清肃肺气，又能除火刑金[4]之嗽，而敛其痰邪。复微加黄柏之苦寒以为守位滋水之流，以镇坠其浮气，而除两足之痿弱也。

【注解】

[1] 枢判：古代官职的名称。

[2] 金伏：木火金水代表四时之气，以相生为序，至立秋以金代火，故庚日必伏，称为金伏。

[3] 绝体：炎热汗出过多，水分绝离于人体。

[4] 火刑金：火克金之意。

【评议】

本案为本虚标实之证，脾胃肺虚为本，湿热熏蒸为标，治疗当补虚泻实，兼顾标本。前医不明此理，用泻肝散重虚其虚，而标实亦未去也。李东垣制清神益气汤治之，方中茯苓、升麻、泽泻、苍术、防风、生姜走经络而除湿热，补肺脾胃中气之虚弱；青皮、橘皮、生甘草、白芍、白术补本脏元气，而不走经络滋长邪气；黄柏、麦门冬、人参、五味子收敛耗散之肺气，滋养肺阴，祛除时令浮热湿蒸。此方立意明确，用药得当，虚实同治，故而病愈。现代临床有用清神益气汤治疗小儿急性传染性黄疸型肝炎、早期肝硬化、乙型肝炎等疾病的报道，均收到满意疗效。

【医案选录】

韩某，男，56岁，任供销社干部，1979年8月1日初诊。患者曾于10年前患急性传染性黄疸型肝炎，后治愈。平素嗜好烟酒，长期脘闷腹胀，纳呆，呃逆。以胃病治疗效果不著。诊其面色萎黄，双眼睑如卧蚕状，下肢有轻度浮肿，酒渣鼻，面颊及颈部可见蜘蛛痣。自述近1年来胃脘部胀痛，纳呆，乏力加重，夜寐不宁多梦，食后胃胀尤甚，口臭，溲黄，便溏，舌淡苔白黄而腻。肝功能检查：谷丙转氨酶>300U，锌浊>20U，麝浊>20U，白蛋白/球蛋白为3.4/3。肝在肋下1cm，剑突下3cm，质度中等，脾可触及。其证属脾虚健运失司，升降失常，加之脾胃湿热蕴滞交蒸而致病。仿清神益气汤意，处方：茯苓10g，升麻10g，泽泻15g，苍术15g，防风15g，生姜8片，青皮5g，陈皮10g，甘草10g，杭芍10g，白术10g，党参30g，黄柏5g，麦冬10g，五味子10g。水煎服30剂后，肝功能正常，纳食明显增加，腹胀好转，精神、睡眠尚佳，苔转薄白。患者于1981年因妻子中风住院，本人过度劳累，肝病复发，肝功能检查：谷丙转氨酶>300U，锌浊>20U，麝浊>20U。自己重服原方30剂后，肝功能正常，临床症状消失，随访至今，一直正常工作。

按语：本病脾胃气虚是其本，湿热交蒸为其标，内为脾虚外为湿热，通过调整脾胃的健运，使湿热得清。本方贵在一个"运"字上，运脾不仅使脾胃的升降功能恢复，运化健全，而且必然随着脾胃的健运，湿得以化而热得以清，所以顽难痼疾得以痊愈。[曲锡萍，林宏益.清神益气汤的临床应用体会.河北中医，1986（6）：21-22.]

【原文】

范天骐[1]之内[2]，素有脾胃之证，时显烦躁，胸中不利，大便不通。初冬出外而晚归，为寒气怫郁[3]，闷乱大作，火不得升故也。医疑有热，治以疏风丸，大便行而病不减，又疑药力小，复加七八十九，下两行，前证仍不减，复添吐逆，食不能停，痰唾稠黏，涌出不止，眼黑头旋，恶心烦闷，气短促上喘，无力，不欲言，心神颠倒，兀兀[4]不止，目不敢开，如在风云中，头苦痛如裂，身重如山，四肢厥冷，不得安卧。余谓前证乃胃气已损，复下两次，则重虚其胃，而痰厥[5]头痛作矣。制半夏白术天麻汤主之而愈。

半夏白术天麻汤

黄柏二分　干姜三分　天麻　苍术　白茯苓　黄芪　泽泻　人参已上各五分　白术　炒曲已上各一钱　半夏（汤洗七次）　大麦蘖面　橘皮已上各一钱五分

上件㕮咀。每服半两，水二盏，煎至一盏，去柤，带热服，食前。

此头痛苦甚，谓之足太阴痰厥头痛，非半夏不能疗；眼黑头旋，风虚内作，非天麻不能除，其苗为定风草，独不为风所动也；黄芪甘温，泻火补元气；人参甘温，泻火补中益气；二术俱苦甘温，除湿、补中益气；泽、苓利小便导湿；橘皮苦温，益气调中升阳；曲消食，荡胃中滞气；大麦蘖面宽中助胃气；干姜辛热，以涤中寒；黄柏大苦寒，酒洗以主冬天少火在泉[6]发躁也。

【注解】

[1] 悚：读sǒng，音"竦"。

[2] 内：指妻子。

[3] 怫郁：邪气郁滞。

[4] 兀兀：昏昏沉沉之状。

[5] 痰厥：由痰气上涌导致四肢厥冷，突然昏厥的病证。

[6] 少火在泉：少火，少阳相火；在泉，运气学说中主下半年的气候变化。

【评议】

本案患者素有脾胃之疾，又受寒邪侵袭，火郁不发，而现烦躁闷乱之症。医者以有邪热，而治取疏风丸，两次使用均有大便，然症情未减，反增痰厥头痛之病。缘由胃气本虚，误下两次，更虚其胃。古人有"无痰不作眩""无虚不作眩"之训,此案兼而有之,胃虚为本,痰逆为标。李氏遂制半夏白术天麻汤,以半夏疗痰厥头痛,天麻除虚风内作,黄芪、人参泻火补气,苍术、白术除湿补中,泽泻、茯苓渗利水湿,橘皮益气升阳,干姜祛中寒,黄柏制烦躁,另用炒曲、大麦芽等消食和胃之品以助胃气。全方遣药章法有度,痰虚同治,标本兼顾,堪为临床借鉴。清代程钟龄著的《医学心悟》中亦有半夏白术天麻汤一方,由半夏、天麻、茯苓、橘红、白术、甘草组成,主治风痰所致的眩晕、头痛等。两者组成有所区别,功效主治亦不尽相同,临证时可根据实际情况选择使用。现代临床上多用李氏半夏白术天麻汤治疗吸入性肺炎、高血压、胃溃疡、十二指肠球部溃疡、眩晕、失眠、神经衰弱、更年期综合征、颈椎病、荨麻疹等病症。

【医案选录】

胡某,男,41岁,农民。2001年3月12日初诊。主诉:全身瘙痒,起风团,反复发作4年。现病史:患者于4年前因酒后遇冷出现全身瘙痒,起风团,抓搔后融合成片,寝食难安。经中西药治疗(药物不详)后症状消失。半月后又出现上述症状,经治疗后好转。从此以后,反复出现上述症状,两次发作间隔最长不超过2个月。且随发病次数增加,治疗效果越来越差,严重时一次病程超过1个月而不愈,痛苦异常。近半月来奇痒难耐,全身密布风团块,经中西药反复治疗不见好转而来求治。现症全身密布风团,高出于皮肤,色苍白,无脱屑,无渗出物。伴眩晕恶心,胃脘满闷,食欲减退,反酸,吐清水,形寒肢冷,夜寐不安,体胖。舌质淡胖、苔白厚腻,脉弦滑。西医诊断:慢性荨麻疹。中医诊断:瘾疹。病机分析:素体肥胖,又被酒湿所困,故易于痰湿为患,出现眩晕、恶心、食欲减退、吐清水等症;痰湿泛于肌肤,与风邪相搏,肌肤功能不能正常发挥,故反复出现瘾疹、瘙痒,久治不愈;痰湿困脾,中阳被阻,故胃脘满闷,形寒肢冷。辨证:饮泛肌肤,痰湿困脾,并夹风邪。治则:化痰饮,温脾阳,佐以祛风。方用李氏半夏白术天麻汤去黄柏加蝉蜕。处方:法半夏9g,陈皮9g,白术12g,天麻9g,苍术皮9g,党参6g,茯苓15g,泽泻8g,黄芪

8g，干姜 1g，麦芽 12g，神曲 10g，蝉蜕 6g。每日 1 剂，水煎服。服 3 剂痒即大减，诸症显著好转。服至第 8 剂诸症消失。嘱其续服 10 剂，巩固疗效。随访两年未再发。

按语：从组方来看，李氏半夏白术天麻汤实质上寓有六君子汤。具有补脾胃化痰湿之功，更有神曲、麦芽消导痰湿，泽泻与茯苓配合渗利水湿，苍术、干姜、半夏配合燥湿化痰，其化痰饮之力甚强。又有黄芪升阳，配合六君子汤以增强补脾功能，能治生痰之源，有治本之功。用天麻平肝息风，抑木意即培土，更有利于补脾。诸药合用，药味虽多而不杂乱，组方严谨而功效强大。证之临床，该方除用于原书介绍的痰厥头痛、眩晕之外，凡属痰湿为患的病证，特别是兼有脾虚的痰湿之证，均有立竿见影之效。本人在临床上，广泛用之治疗多种疑难病证，多可取得意想不到的效果。荨麻疹临床上以痰论治者不多见，笔者根据其痰湿为患的病机，以化痰为重，兼补脾胃，用李氏半夏白术天麻汤加减取得捷效。［胡益利．李东垣半夏白术天麻汤临床应用举隅．江西中医药，2005，36（12）：59．］

【原文】

戊申有一贫士，七月中病脾胃虚弱，气促憔悴，因与人参芍药汤。

人参芍药汤

麦门冬二分　当归身　人参已上各三分　炙甘草　白芍药　黄芪已上各一钱　五味子五个

上件㕮咀。分作二服，每服用水二盏，煎至一盏，去柤，稍热服。既愈，继而冬居旷室，卧热炕而吐血数次。予谓此人久虚弱，附脐有形而有大热在内，上气不足，阳气外虚，当补表之阳气，泻里之虚热。冬居旷室，衣服复单薄，是重虚其阳。表有大寒壅遏里热，火邪不得舒伸，故血出于口。因思仲景太阳伤寒一证，当以麻黄汤发汗，而不与之，遂成衄血[1]，却与之立愈，与此甚同。因与麻黄人参芍药汤。

麻黄人参芍药汤

人参（益三焦元气不足而实其表也） 麦门冬已上各三分 桂枝（以补表虚） 当归身（和血养血）各五分 麻黄（去其外寒） 炙甘草（补其脾） 白芍药 黄芪已上各一钱 五味子（安其肺气）二个

上件㕮咀。都作一服，水三盏，煮麻黄一味，令沸，去沫，至二盏，入余药同煎至一盏，去粗，热服，临卧。

【注解】

［1］衄血：鼻出血。

【评议】

李东垣立人参芍药汤，用来治疗脾胃虚弱所致的呼吸急促、面容憔悴，方中黄芪、炙甘草补中益气，人参、麦门冬、五味子滋养肺气，当归身、白芍养血和血。现代临床用人参芍药汤治疗心脏疾病的报道较多，如房性期前收缩、病毒性心肌炎、心律失常、冠心病等。麻黄人参芍药汤为人参芍药汤加麻黄、桂枝而来，乃李东垣为虚人外感之表寒里热证所立。其人久虚，热收于内，上气不足，阳气外虚，复感风寒，火郁不舒。故在人参芍药汤补中益气、滋肺养血基础上用麻黄去其外寒，桂枝补其表虚。

【医案选录】

李某，女，39岁。1987年7月2日入院，住院号：2727172。患者在今年6月初觉咽痛，3天后出现畏寒高热，最高体温达39.9℃。此后体温呈稽留热，并出现两手腕关节肿痛，甚则不能握笔写字，关节疼痛无游走性。于6月24日转来本院诊治，曾用多种抗生素治疗无效，拟"发热待查"收入病房。体检：右侧颈部可扪及一串肿大淋巴结，右腋下扪及一黄豆大小活动淋巴结，心率90次/min，律齐。两肺呼吸音稍粗，脾肋下3指，质中，无压痛，形体瘦削。实验室检查：红细胞沉降率58mm/h，血红蛋白80g/L（8g/dl），白细胞15.2×10^9/L（15 200/mm³），抗"O"<500单位，黏蛋白200mg%，γ球蛋白163g/L（16.3g/dl），肝肾功能（-），LE细胞×3次（-），淋巴结穿刺"未见异型细胞"，肥达试验（-），厌氧菌血培养（-），胸片提示："右上肺片状阴影"，

B超提示：脾肿大，骨髓穿刺：感染性骨髓象。入院后曾先后给予庆大霉素、普鲁卡因青霉素、头孢氨苄（先锋霉素）、青霉素、阿米卡星（丁胺卡那霉素）等药治疗无效。请金明渊老中医会诊，西药全部停用。

9月1日会诊：患者发热已3月之久，昨天仍达39.2℃，自汗甚微，胃纳一般。头晕、形体素羸怯，腑气通，脉象细数，苔薄且润。此属虚人外感，用东垣麻黄人参芍药汤全方：净麻黄3g，川桂枝6g，党参8g，五味子4g，麦门冬9g，当归4g，炙黄芪8g，炒白芍9g，炙甘草4.5g，生姜2片，大枣3枚。1剂后，热退至正常，汗微多，头晕，脉细数，舌润苔滑。后予柴胡桂枝汤、桂枝加桂汤调理。

9月5日诊：稳定3天后，昨下午起，高热再升，达39.4℃，皮肤不灼，汗不泄，左咽部轻度红肿，苔润，腑气时通，脉细数，拟栀豉汤合方：淡豆豉12g，焦山栀12g，生甘草6g，枳实4g，桔梗4.5g，葛根9g，2剂。

9月7日诊：发热仍居高位（39℃），已有4天，自汗微，脉细数，苔薄，乳蛾微胀，形体羸瘦，易方非其治也，再拟麻黄人参芍药汤：净麻黄3g，川桂枝6g，党参8g，五味子4.5g，麦门冬9g，当归4.5g，炙黄芪12g，炒白芍9g，炙甘草4.5g，生姜3片，大枣3枚，2剂后热退；再用原方10剂以固疗效。最后以养荣汤善后而出院。

按语：麻黄人参芍药汤是治疗虚人外感发热的良方，其重点在于标本并治。方中麻桂辛温走表以散外寒，麦冬、芍药养阴以清内热，参、芪、甘草补中益气健脾胃，当归配参、芪以补血，合芍药以和营，五味收耗散之津，合参、麦以固气助阴。初诊时，根据患者脉症情况，予麻黄人参芍药汤一剂中的，次日体温即降至正常，后改用柴胡桂枝汤、桂枝加桂汤及栀豉汤合方后，服本药已减，体温回升又达39℃，此和法应用过早之故。再用麻黄人参芍药汤，次日热又应手再退，从此热亦不升，信守本方，连服12剂，病体安康，最后以养荣汤巩固善后。[刘蔚.麻黄人参芍药汤治愈高热不退.上海中医药杂志，1990（3）：21-22.]

【原文】

升阳散火汤

治男子妇人四肢发热、肌热、筋痹[1]热、骨髓中热、发困，热如燎，扪之烙手，此病多因血虚而得之，或胃虚过食冷物，抑遏阳气于脾土，火郁则发之[2]。

生甘草二钱　防风二钱五分　炙甘草三钱　升麻　葛根　独活　白芍药　羌活　人参已上各五钱　柴胡八钱

上件㕮咀。每服秤半两，水三大盏，煎至一盏，去柤，稍热服。忌寒凉之物及冷水月余。

【注解】

[1]筋痹：病证名，筋脉痹证，气血运行不畅。

[2]火郁则发之：火热之邪郁伏于体内，用发散的治法。

【评议】

《素问·六元正纪大论》提出"火郁发之"的观点，开治火郁之先河。张景岳解释曰："发，发越也，故当因势而解之、散之、扬之，如开其窗，如揭其被，皆谓之发。"指出"火郁发之"是运用因势利导的方法使郁结之火邪得到宣发，从而使气机升降协调，阴阳平衡，治愈疾病。李东垣遵从经旨，而立升阳散火汤，用来治疗四肢发热，肌肤发热，筋痹热证，骨髓中热，人体困乏，热如火烧，扪之灼手等症。方中升麻、柴胡、羌活、独活、防风、葛根等大队风药升阳散火，白芍、生甘草酸甘化阴以收耗散之津，人参、炙甘草甘温以补中气之虚。全方散中有收，散中寓补，使火邪散而正气留。现代临床上常用其治疗咳嗽、头痛、神经衰弱、肠激惹综合征、牙痛、慢性咽炎等病症。

【医案选录】

李某，男，36岁。因反复发热两星期，并有关节疼痛，在哈尔滨某医院诊断为成人斯蒂尔病。医院给予抗生素治疗无效后换用非甾体抗炎药和糖皮质激素治疗，症状好转，但患者惧怕服用激素，于2017年8月12日特来门诊寻求中医治疗。现主症：每日早晨发热，体温最高39℃，直到11点以后体温逐渐下降至正常，第二天早晨又开始发热；

发热期间前胸有少量红色斑疹,热退后逐渐消退;左肩关节疼痛,乏力,畏寒,纳差,大便溏泄(一天两次),舌质淡,苔白腻,脉沉。辅助检查:白细胞 18.73×10^9 个·L^{-1},铁蛋白 $1\,500\mu g\cdot L^{-1}$,肝功能正常,肝脾彩超未见明显异常,类风湿因子阴性,抗核抗体阴性。西医诊断:成人斯蒂尔病。中医诊断:发热。治法:补气健脾,宣发郁热。处方:柴胡40g,葛根15g,独活10g,羌活5g,防风10g,炙甘草15g,生甘草10g,党参15g,白芍15g,生白术30g,姜黄15g,牡丹皮15g,炒麦芽15g,焦神曲15g,炒鸡内金15g。7剂,水煎服,每日3次,每次150ml。

2017年8月19日二诊:服药到第三天,体温逐渐恢复正常,皮疹症状未再出现,大便溏稀有所改善,肩部疼痛缓解不明显。处方:一诊方去牡丹皮,加威灵仙15g、茯苓20g。14剂。

2017年9月2日三诊:发热未再发作,纳食明显好转,体力逐渐恢复,肩部疼痛缓解明显,复查白细胞:11.2×10^9 个·L^{-1},铁蛋白 $750\mu g\cdot L^{-1}$。症状明显好转,效不更方,继续服14剂。2017年9月16日四诊:期间肩部已无疼痛,未再发热。三诊方去威灵仙,继续服14剂后复查铁蛋白、白细胞,均降到正常范围。

按语:患者每日晨起发热、乏力、纳差、畏寒、大便溏泄、舌质淡等,可确定为脾气虚中阳不足引起。晨起阳气虚弱被阴邪郁闭体内,不得升发,无力推动气机运转,郁而成火而发热;至正午人体阳气渐盛阴邪被抑,推动气机的运转正常,郁火散,则体温下降;脾气不足,升清力弱,不能润养机体,则乏力、畏寒;脾开窍于口,脾虚则饮食纳差;脾虚而运化水谷精微力弱,则大便溏泄。治疗当以升阳散火汤加味升其脾阳,散其郁火。卢芳教授指出脾胃之气行于阳道,少阳为三阳之枢机,以大剂量柴胡为君,既可开脾胃之阳,亦可畅达少阳枢机,发散郁火;葛根、防风、羌活、独活、升麻可发散阳明、太阳及少阴之郁火;党参、炙甘草补中气助郁火发散;生甘草以调和诸药;白芍酸收以防各风药发散太过;脾虚易生湿邪,湿邪生而更易伤脾,用大量生白术健脾燥湿;炒麦芽、焦神曲、炒鸡内金具有消食健胃之功,卢芳教授最常用以改善纳差患者饮食，只有饮食的改善才能源源不断为脾胃提供动力；姜黄为治肩臂疼痛的最佳药物；用牡丹皮以清热凉血以透皮疹。二诊时患者症状改善，但肩部疼痛未得缓解，大便溏稀，去寒性药牡丹皮，加威灵仙，其药性善行，入十二经，可通十二经络而止痛；加茯苓利水渗湿以健脾。三诊时患者症状好转，效不更方。四诊时患者状态渐佳，继服四周，已无异常症状。[朴勇洙，朱彬，王波，等.国医大师卢芳教授运用升阳散火汤治成人斯蒂尔病经验.浙江中医药大学学报，2019，43（9）：953-955.]

【原文】
安胃汤

治因饮食汗出，日久心中虚，风虚邪，令人半身不遂，见偏风痿痹之证，当先除其汗，慓悍之气按而收之。

黄连（拣净，去须） 五味子（去子） 乌梅（去核） 生甘草已上各五分 熟甘草三分 升麻梢二分

上㕮咀。分作二服，每服水二盏，煎至一盏，去柤，温服，食远。忌湿面、酒、五辛[1]、大料物之类。

清胃散

治因服补胃热药而致上下牙痛不可忍，牵引头脑满热，发大痛，此足阳明别络[2]入脑也。喜寒恶热，此阳明经中热盛而作也。

真生地黄 当归身已上各三分 牡丹皮半钱 黄连（拣净）六分（如黄连不好，更加二分；如夏月倍之。大抵黄连临处增减无定） 升麻一钱

上为细末。都作一服，水一盏半，煎至七分，去柤，放冷服之。

清阳汤

治口喎[3]颊腮急紧，胃中火盛，必汗不止而小便数也。

红花 酒黄柏 桂枝已上各一分 生甘草 苏木已上各五分 炙甘草一钱 葛根一钱五分 当归身 升麻 黄芪已上各二钱

上件㕮咀。都作一服，酒三大盏，煎至一盏二分，去柤，稍热

服，食前。服讫，以火熨[4]摩紧急处而愈。夫口㖞筋急者，是筋脉血络中大寒，此药以代燔针劫刺[5]，破血以去其凝结，内则泄冲脉之火炽。

胃风汤

治虚风[6]证，能食，麻木，牙关急搐，目内蠕睏[7]，胃中有风，独面肿。

蔓荆子一分　干生姜二分　草豆蔻　黄柏　羌活　柴胡　藁本已上各三分　麻黄（不去节）五分　当归身　苍术　葛根已上各一钱　香白芷一钱二分　炙甘草一钱五分　升麻二钱　枣四枚

上件锉如麻豆大。分二服，每服水二盏，煎至一盏，去柤，热服，食后。

【注解】

[1]五辛：指蒜、葱、椒、薤、姜。

[2]足阳明别络：足阳明胃经别行的正经。

[3]口㖞：口眼歪斜之证。

[4]火熨：以火熨熏患处。

[5]燔针劫刺：用火针迅速针刺穴位，并迅速拔出的治病方法。

[6]虚风：虚邪贼风的简称，此指外风。

[7]蠕睏：掣动不休。

【评议】

以上四首方剂均是针对足阳明胃经病变而设，病机各不相同，用药亦有差异。

安胃汤治疗汗出中虚，风邪乘虚而入，因此导致的半身不遂，一侧肢体痿软、麻痹等证。方中黄连、生甘草清胃火，和胃气；五味子、乌梅酸收敛汗，兼以生津；熟甘草益气补虚；升麻引药入胃经，以增药物之力。

清胃散治疗因误服补胃之热药而引起的牙痛难忍，头脑胀满发热、疼痛等。喜寒怕热者，乃阳明经热盛所致。方中黄连大寒，直清阳明胃热；生地、丹皮清热凉血，以助清热之功；当归活血通络，升麻引药入经。煎成冷服者，为应喜寒恶热也。

清阳汤治疗因胃中火热亢盛、筋脉血络大寒所致的口眼歪斜，颊腮紧急，汗出不止，小便频数等症。方中当归、桂枝、红花、苏木辛温通络，以解筋脉血络之寒邪；升麻、葛根皆入阳明，升阳散火以防胃火炽盛；黄芪、炙甘草补中益气，敛汗涩尿；黄柏、生甘草清泻火邪。用酒煎者，取其辛温通络、增强药力之功也。

胃风汤治疗虚邪贼风所致之证，临床表现为能食，手足麻木，牙关拘急抽搐，目内瞤动。若胃中有风，则可出现面肿。如《素问·平人气象论》言："面肿曰风。"方中蔓荆子、羌活、藁本、麻黄、白芷、苍术走头面以辛温通络，祛风胜湿；葛根、升麻、柴胡宣发升散，以复清阳之职；干生姜、草豆蔻温胃散寒；黄柏反佐，以防温药太过；当归、炙甘草、大枣补虚和胃以扶正也。

阳明病湿胜自汗论

【原文】

或曰湿之与汗，阴乎阳乎？曰西南坤土[1]也，脾胃也。人之汗犹天地之雨也，阴滋其湿，则为雾露为雨也。阴湿寒下行之地气也，汗多则亡阳[2]，阳去则阴胜也，甚为寒中[3]。湿胜则音声如从瓮中出。湿若中水也，相家[4]有说土音如居深瓮中，言其壅也，远也，不出也，其为湿审矣。又知此二者，一为阴寒也。《内经》曰：气虚则外寒，虽见热中[5]蒸蒸为汗，终传大寒，知始为热中，表虚亡阳，不任外寒，终传寒中，多成痹寒矣。色以候天[6]，脉以候地[7]。形者乃候地之阴阳也。故以脉气候之，皆有形无形可见者也。

调卫汤

治湿胜自汗，补卫气虚弱，表虚不任外寒。

苏木　红花已上各一分　猪苓二分　麦门冬三分　生地黄已上各三分　半夏（汤洗七次）　生黄芩　生甘草　当归梢已上各五分　羌活七分　麻黄根　黄芪已上各一钱　五味子七枚

上件㕮咀，如麻豆大。作一服，水二盏，煎至一盏，去楂，稍热服。

中风证必自汗，汗多不得重发汗，故禁麻黄而用根节也。

【注解】

［1］坤土：即土地，此指脾胃。

［2］亡阳：阳气衰竭的危重证候。症见大汗淋漓、汗出如珠、四肢厥冷、精神萎靡、脉微欲绝等。

［3］寒中：脾胃虚寒。

［4］相家：古代相术以测吉凶。

［5］热中：脾胃中热。

［6］色以候天：色，指五色；候，测候；天，此指面部。

［7］脉以候地：脉，脉象；候，诊候；地，此指形体。

【评议】

一、调卫汤的组方意义

调卫汤治疗湿偏盛所致的自汗，可补卫气虚弱，针对表虚不胜外寒之证。《医方考》中论述其方义较为细致："风能胜湿，故用羌活；辛能燥湿，故用半夏；淡能渗湿，故用猪苓；湿伤气，黄芪、甘草、麦冬所以益气；湿伤血，苏木、红花、归梢所以消瘀；五味子、麻黄根，收汗液而固表虚；生地、黄芩凉阴血而除湿热。"可为参考。现代临床有用其治疗偏头痛、腰椎骨质增生、风湿寒性关节炎、产后关节痛的报道，均收到较好疗效。

二、阳加于阴谓之汗

此语出自《素问·阴阳别论》。张志聪注："汗乃阴液，由阳气之宣发，而后能充身泽毛。若动数之阳脉，加于尺部，是谓之汗，当知汗乃阳气之加于阴液，而脉亦阳脉加于阴部也。"张氏谓"阳脉于阴部"可出汗，系经文原意，证之临床不易深解。但"汗乃阴液，有阳气之宣发，而后能充身泽毛"，确属有得之见。

在生理情况下，出汗之多少，可以调节体温，是人体适应外界环境的一种功能。汗之疏泄由卫气主司，卫气乃阳气之一部分，阳虚不能摄津则盗汗、自汗，阳盛则疏泄太过，汗出溱溱。临床上也有阴津不足无以作汗，表现无汗，更有阳虚，腠理枯涩，无以鼓动阴津，也可出现无汗。

伤寒无汗，多是寒邪束表，卫阳被郁，辄以麻、桂辛温助阳以开腠理，泄外邪。阳明病多汗，多系阳热亢盛，腠理开张，太阳误汗，表虚，卫阳不能摄津，可自汗出。临床上惯行"阳虚多自汗，阴虚多盗汗"，失之偏颇。实际上阳虚者既可自汗，也可盗汗，阴虚者也常自汗，盗汗兼有，贵在整体辨证，不可局限于汗出一端。即使是阴虚，汗出者也不离于阳，或为阳亢或为阳虚，因之汗出。李东垣在本论中所讲的湿胜自汗，病因有二，一者劳倦汗多，寒湿雨水侵袭，为外因；二者劳倦汗多亡阳，阳明热中变为太阴寒中，致水湿内聚，为内因。其病机则亦多属阴寒阳虚。

总之《黄帝内经》经旨，无论是生理性汗出，抑或病理性汗出，或无汗出，与阳气的作用密切关系，此为临床辨治汗证之眼目。李氏亦遵此旨也。

【医案选录】

一、调卫汤案

张某，女，42岁，患者平素少气懒言，蜷卧乏力，感受风寒后继出现四肢关节酸痛，下肢凉、怕冷，迁延不愈，反复1年，经针灸、口服消炎止痛药效果不明显，经常头昏、失眠、自汗、怕风，舌淡红胖大，边有齿痕，苔白腻，脉细弱。化验结果为：红细胞沉降率12mm/h，类风湿因子、抗链球菌溶血素"O"、抗ccp、HLA-B27、ANA、抗ds-DNA、ENA均正常。中医辨证为产后气虚湿盛中寒，患者气虚，卫气不固，受风或感受寒气后，痹阻脉络，治疗宜补气固卫散寒。应用调卫汤治疗，先服7剂，怕风、自汗、关节疼痛的临床症状有所减轻，再服7剂，关节疼痛、怕冷、头晕及其他症状消失，相关检查指标均正常，停药半年后未复发。

本病发生的主要原因是患者气虚，不能抵御外邪，感受外邪后，寒气入络。体虚腠理空疏，营卫不固，为感邪创造了条件。正气不足，无力祛邪外出，病邪稽留而病势缠绵。外感风寒湿邪，邪气乘虚侵袭人体所致。调卫汤的主要治疗作用是益气固卫散寒，与本类患者的病机相符，且临床治疗中取得了较好的疗效。方中用药以黄芪补气，当归梢、生地养血为主药，苏木、半夏理气、猪苓利湿、红花活血、麦门冬、五味子养阴，黄芩清热，羌活祛风，麻黄根敛汗，甘草调和诸药。标本兼治，合为扶正祛邪之剂。[黄佳珉，周曙俊，周定华，等．李东垣调卫汤治疗风湿寒性关节炎30例．云南中医中药杂志，2014，35（9）：32-33.]

二、痹证汗出案

刘某，女，50岁。2011年6月18日初诊：患者近1年来，自觉畏寒、恶风明显，尤以四肢关节及背脊部明显，伴汗出时作，夜间汗出尤甚，每日夜间需要换衣裤3~4次，常感背部冰凉，四肢关节冷痛不适，暑天房间需关窗门，仍觉风寒。曾于西医医院行全面体格检查，未见明显异常。曾于某中医门诊部就诊，口服中药治疗（具体不详），未见明显改善。刻诊：畏寒肢冷，腰酸乏力，四关节酸冷不适，汗出气短，胃纳可，二便尚调，夜寐欠安。舌淡苔白腻，脉沉。诊断：痹证之阳气内虚，经脉痹阻，营卫不调。治拟：益气助阳、温通经脉、调和营卫。处方：生黄芪60g，附片12g，生白芍15g，大枣9g，桂枝12g，甘草6g，麻黄根60g，五味子15g，山茱萸15g，煅龙骨60g，煅牡蛎60g，藿香15g，苏梗15g。7剂。

二诊：患者服上药7剂后，自觉畏寒、恶风较前明显好转，四肢关节酸冷不适好转，汗出时作，神疲乏力，夜寐欠安。舌淡苔白腻，脉沉。处方：附子30g，干姜12g，桂枝12g，黄芪60g，大枣15g，麻黄根30g，制半夏12g，藿香12g，苏梗12g，炒薏苡仁30g，山药15g，葛根15g，枳壳12g，甘草6g，茯神30g，浮小麦30g。7剂。

三诊：患者服上药7剂后，症状大为改善，畏寒恶风明显好转，汗出已不明显，自觉疲劳乏力略有减轻，夜寐尚可。舌淡苔白腻，脉沉。处方：炙黄芪100g，太子参12g，炒白术15g，桂枝30g、炒白芍30g，大枣15g，附片20g，防风15g，荆芥15g，制半夏12g，麻黄根

30g，五味子20g，藿香12g，苏梗12g。7剂。后在此基础上，加减调治2月余，诸证明显好转。

按语：诊治之要，外视表机之开阖，内察正气之盛衰。该病人素体亏虚，阳气不足，脾肾两虚，腠理疏松，故而畏寒恶风明显，汗出时作，久则伤津，无以濡养筋脉，而见项背不适。中医学认为，背属阳，畏寒属阳虚，则多汗形寒；加之卫气虚弱，汗出腠理开，故初诊时以益气温经、和血通痹而立法。方中黄芪为君，甘温益气，补在表之卫气；桂枝散风寒而温经通痹，与黄芪配伍，益气温阳，和血通经。生白芍养血和营而通血痹，与桂枝合用，调营卫而和表里。然患者病情复杂，时有反复，故以大剂量附子助阳补火、温阳益肾、助阳固表、散寒祛风。桂枝加附子，补阳敛汗、温腠理、调营卫。附子趋下焦，散寒温阳定痛；桂枝达上焦，祛风通阳散风寒；白术至中焦，除湿健脾。桂、附、术同用，风、寒、湿皆除又能温表阳而固卫气；以桂枝、甘草之辛甘，发风邪而固卫；附子、白术之辛甘，除湿气而温经，以增强耐风寒湿邪的抵抗力。（王庆其．杏林散墨：王庆其医论医案集．北京：中国中医药出版社，2016．）

湿热成痿肺金受邪论

【原文】

六七月之间，湿令大行，子能令母实[1]而热旺，湿热相合而刑庚大肠，故寒凉以救之，燥金受湿热之邪，绝寒水生化之源，源绝则肾亏，痿厥之病大作，腰以下痿软瘫痪不能动，行走不正，两足欹[2]侧，以清燥汤主之。

清燥汤

黄连（去须） 酒黄柏 柴胡已上各一分 麦门冬 当归身 生地黄 炙甘草 猪苓 曲已上各二分 人参 白茯苓 升麻已上各三分 橘皮 白术 泽泻已上各五分 苍术一钱 黄芪一钱五分 五味子九枚

上件哎咀。如麻豆大，每服半两，水二盏半，煎至一盏，去粗，稍热，空心服。

【注解】

[1] 子能令母实：按五行生克规律，土为子，火为母；湿属土，热为火。此处指湿郁为热。

[2] 欹：不正。

【评议】

《素问·生气通天论》云："湿热不攘，甚则大筋软短，小筋弛长，软短为拘，弛长为痿。"《素问·痿论》言："肺热叶焦，则生痿躄。"指出痿证的形成与湿热和肺脏关系密切。李东垣依此而立"湿热成痿肺金受邪论"，认为湿热内侵是成痿的直接因素，肺金受邪、肾水乏源是成痿的间接因素，并创清燥汤以治之。方中黄连、黄柏清热燥湿，茯苓、泽泻、猪苓淡渗利湿，苍术、白术健脾化湿，黄芪、炙甘草补中益气，人参、麦冬、五味子滋肺生津，当归、生地养阴益血，升麻、柴胡升发清阳，橘皮、神曲消食和胃。全方清热燥湿以除湿热，清金润肺以滋化源，两者兼顾，故可收功。

【医案选录】

刘某，女，19岁，农民。农村夏收割麦，会战于田野，挥镰上阵，你追我赶，劳动较重。下工后又用凉水洗脚。翌日晨起发现右腿筋纵肉弛，痿软无力，不能站立。西医诊治无效，特邀刘老会诊。切其脉沉细而滑，视其舌苔则白。刘老曰：夏令天热，肺金先伤；劳动过力，而肝肾内弱；又加时令湿热所伤，故成下痿也。唯清燥汤治此病最为合拍。麦冬15g，五味子6g，党参12g，生地10g，当归12g，黄柏6g，黄连3g，苍术10g，白术10g，茯苓12g，猪苓12g，泽泻12g，陈皮6g，升麻3g，柴胡3g。服至3剂，腿力见增，然立久犹有颤动不稳。上方又加石斛30g，木瓜10g，又服7剂痊愈。（陈明，刘燕华，李芳．刘渡舟临证验案精选．北京：学苑出版社，1996．）

【原文】

助阳和血补气汤

治眼发后，上热壅，白睛红，多眵泪[1]，无疼痛而瘾涩[2]难开。此服苦寒药太过，而真气不能通九窍也。故眼昏花不明，宜助阳、和血、补气。

香白芷二分　蔓荆子三分　炙甘草　当归身（酒洗）　柴胡已上各五分　升麻　防风已上各七分　黄芪一钱

上㕮咀。都作一服，水一盏半，煎至一盏，去柤，热服，临卧。避风处睡，忌风寒及食冷物。

【注解】

[1]眵泪：黏稠的眼泪。

[2]瘾涩：指若痒若有砂粒样刺激的状况。

【评议】

助阳和血补气汤乃李东垣为目疾而立，治疗因过服苦寒药，真气被遏不能通利九窍所致的白睛发红，流出黏稠眼泪，无疼痛但目涩睁不开等症。此症本有上焦热邪壅滞，然因服用苦寒药太过，以致阻遏清阳之气，使其不能通达上窍，尚有眼昏发花、视物模糊等症状。此时，当以助阳、和血、补气为治。方中柴胡、升麻升清阳而散火郁，使真气可以上通目窍；白芷、防风、蔓荆子疏散风热，清利头目；当归养肝和血，使"目得血而能视"；黄芪、炙甘草补中益气。

【医案选录】

眼病案

1. 毛某，女，56岁。1986年12月1日诊。患者双眼睑腺炎（麦粒肿）反复发作已5个月，曾服用多种抗生素，效果欠佳。来诊时先投清热解毒之剂，药后原有之麦粒肿无好转，其右眼上睑外眦部又出现一新生麦粒肿，色红肿胀，并有脓头。询及患者口干而不欲饮，体倦乏力，与舌淡、脉细见证合参，始悟非热毒内蕴，乃脾气亏虚，阴火上炎所致。遂改投助阳和血补气汤。处方：柴胡6g，生黄芪12g，当归、防风、蔓荆子、白芷、炒白术各10g，生甘草、升麻各6g。5剂。

服上方后，麦粒肿全消，诸症悉除。嘱再服5剂巩固，随访1年未复发。

2. 胡某，男，31岁。1987年5月2日诊。患者右眼病毒性角膜炎逾月，点用病毒灵眼药水和内服清热退翳之剂乏效。检查：右眼视力0.1，抱轮轻度红赤，角膜中央盘状浸润，表面粗糙，荧光素染色点状着色。舌质淡、苔薄白，脉细弱。据证分析，系脾气不足，清阳不升，目失滋养所致。拟用东垣助阳和血补气汤。处方：柴胡6g，黄芪、当归各12g，防风、蔓荆子、黄芩各10g，白芷、甘草、升麻各6g。7剂。药后右眼视力增至0.3，角膜混浊区缩小。原方加党参15g，炒白术10g。又服7剂，右眼视力增至0.6，抱轮红赤消退，荧光素染色（－），角膜中央遗留深层小片状混浊。

按语：眼病之因于风热为患者，当服散风清热退翳之剂。若缘于脾气亏虚，阴火上炎者，仍拘泥于"目不因火而不病"之说，施予苦寒之剂，则易损伤胃气，郁遏清阳，加重目病。以上两案，虽或为胞睑病，或为黑睛病，然均有脾气亏虚，清阳不升，目失滋荣之征，故同用助阳和血补气汤而获效。[戴书悦.助阳和血补气汤在眼科的应用.江苏中医，1988（5）：8.]

【原文】

升阳汤

治大便一日三四次，溏而不多，有时泄泻，腹中鸣，小便黄。

柴胡　益智仁　当归身　橘皮已上各三分　升麻六分　甘草二钱　黄芪三钱　红花少许

上㕮咀。分作二服，每服水二大盏，煎至一盏，去柤，稍热服。

升阳除湿汤

治脾胃虚弱，不思饮食，肠鸣腹痛，泄泻无度，小便黄，四肢困弱。

甘草　大麦蘖面（如胃寒腹鸣者加）　陈皮　猪苓已上各三分　泽泻　益智仁　半夏　防风　神曲　升麻　柴胡　羌活已上各五

分　苍术一钱

上㕮咀。作一服，水三大盏，生姜三片，枣二枚，同煎至一盏，去柤，空心服。

【评议】

升阳汤与升阳除湿汤都是李东垣治疗泄泻之方，二者既有相同之处，又有差异之处。相同之处是均有泄泻、肠鸣、小便黄，皆治以升阳法。差异之处在于湿邪之轻重，升阳汤证大便一日三四次，溏薄不多，偶尔泄泻，湿邪较轻，故仅予升阳即可，用黄芪、柴胡、升麻升发清阳，橘皮、甘草导滞和胃，当归、红花养血活血，益智仁温中止泻；升阳除湿汤证不欲饮食，泄泻不止，四肢困倦，湿邪偏重，故升阳除湿并施，用柴胡、升麻升发清阳，羌活、防风、苍术祛风胜湿，猪苓、泽泻淡渗利湿，陈皮、半夏行气燥湿，神曲、麦芽消食和中，益智仁温中止泻，甘草、姜枣调和胃气。两方所治同中有异，运用时宜详加辨别。

【医案选录】

黄某，女，33岁，1992年12月28日就诊。患者便溏4年多，某医院诊为非特异性结肠炎、肠功能紊乱。自服西药小檗碱（黄连素）、呋喃唑酮（痢特灵）等，病情时好时差。近两月来，大便溏薄，日2～3次，无黏液脓血，肠鸣活跃，食毕即欲如厕，泻后痛减，不耐油腻。服中药健脾温肾止泻之剂和西药均罔效。诊见：患者舌淡红、苔薄白，脉细弦，形体肥胖，纳食尚可。诊为中虚湿胜，阳气下陷。治以升阳除湿为法：羌活、独活、升麻、柴胡、甘草各6g，泽泻、猪苓、木瓜、防风、大枣各10g，苍术20g，黄芪30g，山楂15g，生姜3片。

服上方后肠鸣大减，大便成形，精神清爽，食欲大增。连服6剂，再以参苓白术散善后。随访半年，未见复发。

按语：腹泻便溏，治法颇多，患者服温肾健脾止泻之品，屡屡罔效，何也？盖久泻之体中阳下陷，湿从中生。患者时当年壮，未有先衰之象，此清气不升则浊气不降，故使然也。欲降必先升。东垣谓："湿寒之胜，当助风以平之。"又曰："下者举之，得阳气升腾而愈矣。"

吾效东垣之法；以羌、独、防、升、柴辛甘发散升举阳气；泽泻、木瓜、猪苓与苍术为伍，分消其湿；姜枣草辛甘发散，调和脾胃；山楂消积；黄芪益肺脾之气。下病上取而收全效。[刘鹏.升阳除湿汤治便溏.四川中医，1994（3）：33.]

【原文】

益胃汤

治头闷，劳动则微痛，不喜饮食，四肢急惰，躁热短气，口不知味，肠鸣，大便微溏黄色，身体昏闷，口干不喜食冷。

黄芪　甘草　半夏已上各二分　黄芩　柴胡　人参　益智仁　白术已上各三分　当归梢　陈皮　升麻已上各五分　苍术一钱五分

上件㕮咀。作一服，水二大盏，煎至一盏，去柤，稍热服，食前。忌饮食失节，生冷、硬物、酒、湿面。

生姜和中汤

治食不下，口干虚渴[1]，四肢困倦。

生甘草　炙甘草已上各一分　酒黄芩　柴胡　橘皮已上各二分　升麻三分　人参　葛根　藁本　白术已上各五分　羌活七分　苍术一钱　生黄芩二钱

上件㕮咀。作一服，水二盏，生姜五片，枣二枚劈开，同煎至一盏，去柤，稍热服之，食前。

强胃汤

治因饮食劳役所伤，腹胁满闷短气，遇春口淡无味，遇夏虽热而恶寒，常如饱，不喜食冷物。

黄柏　甘草已上各五分　升麻　柴胡　当归身　陈皮已上各一钱　生姜　曲已上各一钱五分　草豆蔻二钱　半夏　人参已上各三钱　黄芪一两

上㕮咀。每服三钱，水二大盏，煎至一盏，去柤，温服，食前。

温胃汤

专治服寒药多,致脾胃虚弱,胃脘痛。

人参　甘草　益智仁　缩砂仁　厚朴已上各二分　白豆蔻　干生姜　泽泻　姜黄已上各三分　黄芪　陈皮已上各七分

上件为极细末。每服三钱,水一盏,煎至半盏,温服,食前。

和中丸

人参　干生姜　橘红已上各一钱　干木瓜二钱　炙甘草三钱

上为细末,汤浸蒸饼为丸,如梧桐子大。每服三五十丸,温水送下,食前服。

藿香安胃散

治脾胃虚弱,不进饮食,呕吐不待腐熟。

藿香　丁香　人参已上各二钱五分　橘红五钱

上件四味为细末。每服二钱,水一大盏,生姜一片,同煎至七分,和粗冷服,食前。

异功散

治脾胃虚冷,腹鸣、腹痛、自利,不思饮食。

人参　茯苓　白术　甘草　橘皮已上各五分

上为粗散。每服五钱,水二大盏,生姜三片,枣二枚,同煎至一盏,去粗温服,食前。先用数服,以正其气。

【注解】

［1］虚渴:指口干,但喝水后又感到胃中不适,不能消水。

【评议】

以上七方均是李东垣调理脾胃的经验之方,症状不尽相同,组方亦有差异。前三方(益胃汤、生姜和中汤、强胃汤)都有补中益气汤的影子,用药以其为基本方化裁,所治皆为饮食劳役伤及脾胃,多表现为不欲饮食,四肢困倦,口不知味,或口干口渴,或痞闷短气等。后四方均与脾胃虚弱,寒气凝滞有关。温胃汤治疗因过服寒凉药损伤脾胃阳气而致的胃脘作痛,药用干姜、益智仁、砂仁、白豆蔻、片姜黄温胃散寒止痛;和中丸未言主证,以方测证,当为温脾益气养胃所设;

藿香安胃散治疗脾胃虚弱、寒气凝滞引起的呕吐，药用丁香、生姜温中降逆止呕；异功散是宋代钱乙用于调理小儿脾胃的著名方剂，李东垣用其治疗脾胃虚冷所致的肠鸣、腹痛、泄泻等症，继承之中有所发挥。

饮食伤脾论

【原文】

《四十九难》曰："饮食劳倦则伤脾。"又云："饮食自倍，肠胃乃伤[1]。""肠澼为痔[2]。"夫脾者行胃津液，磨胃中之谷，主五味也。胃既伤则饮食不化，口不知味，四肢困倦，心腹痞满，兀兀欲吐而恶食，或为飧泄，或为肠澼，此胃伤脾亦伤明矣。大抵伤饮伤食，其治不同。伤饮者，无形之气也，宜发汗、利小便以导其湿；伤食者，有形之物也，轻则消化，或损其谷，此最为妙也，重则方可吐下。今立数方，区分类析，以列于后。

五苓散

治烦渴饮水过多，或水入即吐，心中淡淡[3]，停湿在内，小便不利。

桂一两　茯苓　猪苓　白术已上各一两五钱　泽泻二两五钱

上为细末。每服二钱，热汤调服，不拘时候，服讫，多饮热汤，有汗出即愈。如瘀热在里，身发黄疸，浓煎茵陈汤调下，食前服之。如疸发渴，及中暑引饮，亦可用水调服。

【注解】

[1]饮食自倍，肠胃乃伤：原文见《素问·痹论》，非出自《难经》。

[2]肠澼为痔：原文见《素问·生气通天论》，非出自《难经》。

[3]心中淡淡：形容心中如水气荡漾欲吐的感觉。

【评议】

伤饮与伤食的治法

《素问·痹论》言："饮食自倍，肠胃乃伤。"李东垣指出伤饮与伤食治法不同。伤于饮者，属无形之气，治宜发汗、利小便以分消湿浊；伤于食者，属有形之物，轻证只需助消化之药，或减少进食，重证则要用涌吐法或泻下法。五苓散即为治饮而设，治疗心烦、口渴、饮水过多，或水入即吐，心中如水荡漾一样。我在临床上常取五苓散利湿化浊之功，加茵陈、附子等治疗黄疸属阴黄者。

【医案选录】

1956年于山东省中医院遇一临沂患者，因吃感冒药过多，口渴、心烦、饮水即吐、小便较少、淋漓不畅，初诊为反流性食管炎、神经性呕吐、尿潴留、泌尿系统感染，大便不干仍然下行，1周后疗效不显，遂延张老诊疗。当时张老亦觉此证治疗较棘手，就试以五苓散调之，开猪苓9g，桂枝15g，泽泻9g，白术9g，茯苓15g，加清半夏12g，天花粉15g，大黄2g。每日1剂，水煎分3次服，连用6天，病情逐步消失，病人要求停药，已恢复健康。

按语：病案中患者出现口渴、心烦、饮水即吐等症状。因其服用过多感冒药，辛散发汗之力较强，可出现发汗过多，若汗已发而表邪未尽，余邪循经入里与水液互结，郁闭三焦。脾运失职，津液输布失常；肺气宣发不利，津液不能上承出现口渴、甚则水逆；下焦肾、膀胱气化失司则小便不利。水邪流动不居，内扰心神则心烦不宁。先生用五苓散调之，兼入天花粉、大黄、半夏。猪苓与泽泻共用通利下焦，利小便；茯苓性味甘、淡而平，既可渗湿利水又与白术配伍益气健脾，脾胃为中焦气机之枢纽，脾气健运则气机畅达。桂枝辛温主升主散，使阳气向上向外运动，通阳化气兼解在外之表邪。半夏辛温，蠲饮降逆、止呕；天花粉味甘、微苦，性微寒，具有清热泻火、生津止渴功效，主治口渴、消渴。大黄苦寒，入大肠经，《神农本草经》："留饮宿食……推陈致新，通利水谷。"诸药合用化气行水，通利小便，故收良效。[侯梓桐，刘桂荣.国医大师张志远教授对五苓散的临床应用经验.中国中医药现代远程教育，2017，15（22）：84-86.]

论饮酒过伤

【原文】

夫酒者，大热有毒，气味俱阳，乃无形之物也。若伤之，止当发散，汗出则愈矣；其次莫如利小便，二者乃上下分消其湿。今之酒病者，往往服酒癥丸[1]大热之药下之，又有用牵牛、大黄下之者，是无形元气受病，反下有形阴血，乖误甚矣。酒性大热以伤元气，而复重泻之，况亦损肾水。真阴[2]及有形阴血俱为不足，如此则阴血愈虚，真水[3]愈弱，阳毒之热大旺，反增其阴火，是以元气消耗，折人长命，不然，则虚损之病成矣。酒疸[4]下之，久久为黑疸[5]，慎不可犯，以葛花解酲[6]汤主之。

葛花解酲汤

治饮酒太过，呕吐痰逆，心神烦乱，胸膈痞塞，手足战摇，饮食减少，小便不利。

莲花青皮[7]（去瓤）三分　木香五分　橘皮（去白）　人参（去芦）　猪苓（去黑皮）　白茯苓已上各一钱五分　神曲（炒黄）　泽泻　干生姜　白术已上各二钱　白豆蔻仁　葛花　砂仁已上各五钱

上为极细末，秤和匀。每服三钱匕[8]，白汤调下。但得微汗，酒病去矣。此盖不得已而用之，岂可恃赖日日饮酒？此方气味辛辣，偶因酒病服之，则不损元气，何者敌酒病也？

【注解】

[1]酒癥丸：方见《太平惠民和剂局方》。由雄黄、巴豆、蝎梢等制成。

[2]真阴：指肾中阴精，又称元阴。

[3]真水：即真阴。

[4]酒疸：出《金匮要略·黄疸病脉证并治》。症见心中烦闷而热，不能食，时欲吐。

[5]黑疸：出《金匮要略·黄疸病脉证并治》。症见目青面黑，心

中如吃蒜状，大便黑等。

[6] 醒：酒醉昏迷。

[7] 莲花青皮：青皮分瓣切开，形似莲花。

[8] 钱匕：匕，古代量取药末的器具。一钱匕，相当于今2g多。

【评议】

葛花解醒汤的组方意义

此方专为饮酒过量而设，治疗因此而引起的呕吐痰涎，头昏恶心，心中烦乱，胸膈痞闷，手足振摇，饮食减少，小便不利等症。李东垣认为，伤酒为无形之元气受病，应当治以轻清之品，而不可用牵牛、大黄等攻泻有形阴血之药。葛花解醒汤中，葛花解酒为主，白豆蔻、砂仁芳香化浊，青皮、陈皮、木香、神曲行气消食，茯苓、猪苓、泽泻淡渗利湿，人参、白术、干姜健脾和胃止呕。药后取汗，酒病即愈。我在临床上常用本方治疗因嗜好酒醴所引起的反流性食管炎、酒精性肝病、急性酒精中毒等疾病，确有一定疗效。如无葛花可用葛根，佐以枳椇子、焦楂曲等。现代报道实验方面则多为研究其解酒护肝的机制。

【原文】

枳术丸

治痞，消食强胃。

枳实（麸炒黄色，去瓤）一两　白术二两

上同为极细末，荷叶裹，烧饭为丸，如梧桐子大。每服五十丸，多用白汤下，无时。白术者，本意不取其食速化，但令人胃气强，不复伤也。

橘皮枳术丸

治老幼元气虚弱，饮食不消，脏腑不调，心下痞闷。

枳实（麸炒，去瓤）　橘皮已上各一两　白术二两

上件为细末，荷叶烧饭为丸，如梧桐子大。每服五十丸，温水送下，食远。夫内伤用药之大法，所贵服之强人胃气，令胃气益厚，

虽猛食、多食、重食而不伤，此能用食药者也。此药久久益胃气，令不复致伤也。

半夏枳术丸

治因冷食内伤。

半夏（汤洗七次，焙干） 枳实（麸炒黄色） 白术已上各二两

上同为极细末，荷叶裹，烧饭为丸，如梧桐子大。每服五十丸，添服不妨，无定法。如热汤浸蒸饼为丸亦可。

如食伤、寒热不调，每服加上三黄丸[1]十九，白汤下。更作一方加泽泻一两为丸，有小便淋者用。

木香干姜枳术丸

破除寒滞气，消寒饮食。

木香三钱 干姜（炮）五钱 枳实（炒）一两 白术一两五钱

上为极细末，荷叶烧饭为丸，如梧桐子大。每服三五十丸，温水送下，食前。

木香人参生姜枳术丸

开胃进食。

干生姜二钱五分 木香三钱 人参三钱五分 陈皮四钱 枳实（炒黄）一两 白术一两五钱

上为细末，荷叶烧饭为丸，如梧桐子大。每服三五十丸，温水送下，食前。忌饱食。

和中丸

治病久虚弱，厌厌不能食，而脏腑或秘或溏，此胃气虚弱也。常服则和中理气，消痰去湿，厚肠胃，进饮食。

木香二钱五分 枳实（麸炒） 炙甘草已上各三钱五分 槟榔四钱五分 陈皮（去白）八钱 半夏（汤洗七次） 厚朴（姜制）已上各一两 白术一两二钱

上为细末，生姜自然汁浸蒸饼为丸，如梧桐子大。每服三五十丸，温水送下，食前或食远。

【注解】

〔1〕三黄丸：由黄连、黄芩、大黄等分组成，主治上中下三焦实热。

【评议】

枳术丸是张洁古从《金匮要略》枳术汤变化而来的。由枳实、白术二味药组成。枳术汤原治"心下坚，大如盘，边如旋盘，水饮所作"。因水饮停蓄于胃，应当急去，故投以汤剂，而且重用枳实，意在以消为主；此则脾胃失运，伤食停滞，气机不化，则须缓除，故改汤为丸，而且倍用白术，意在以补为主。由于用量、剂型的变换，寓消于补，于此可见古人制方的妙用。

枳术丸方用枳实一两，白术二两。用枳实苦寒下气消痞满，白术苦温健脾化湿，复以荷叶烧饭为丸，升养胃气，以助白术健脾之功。枳实以走为主，白术以守为要。二药参合，一泻一补，一走一守，一急一缓，相互制约，相互为用。虽药味不多，然药简功专，消补兼施，功能健脾消痞，主治脾胃运化不及，饮食停滞，腹胀痞满者。

临床应用时根据病证具体情况灵活变化，如以补为主者，重用白术；以消为主者，重用枳实。如果治疗进食过多而腹胀，可加神曲、麦芽，即曲麦枳术丸（《医学正传》）；脾虚停痰，气滞痞闷者，加制半夏、陈皮，即橘半枳术丸（《医学入门》）；胃纳不馨者，加砂仁、木香，即香砂枳术丸（《摄生秘剖》）。

我在临床上常将此方用于各种慢性胃炎、胃食管反流病、胃十二指肠溃疡、消化不良、胃癌术后食欲不振、消化不良的患者。也可以运用于治疗胃下垂、肛门脱垂等患者。

【医案选录】

曾经治疗一胃下垂案。经消化道造影检查，胃下垂6cm，用补中益气汤合枳术丸方，其中黄芪用30～50g，炒白术用30g（大便秘结者用生白术30～60g），枳壳（实）用30～60g，消化不良、脾失健运者佐以焦山楂、焦神曲、谷芽、麦芽、莱菔子、鸡内金、大腹皮、香橼皮等；脾胃虚寒者，一般加干姜、桂枝；火不生土者，加补骨脂、淫羊藿、仙茅等，较严重者，加附子、肉桂。上法消补兼施，守法守方，持之以恒。同时嘱患者每天早晚做仰卧起坐30~60次，饮食宜以容易消化为原则，治疗半年后复查X线片，提示：胃下垂2cm，自我感觉良好。后以补中益气丸善后维持。

按语：现代实验研究提示：枳实对胃肠平滑肌有双重作用，以家兔创伤性体表胃电图为指标，枳实煎剂灌胃，可使胃肠平滑肌兴奋，胃电频率加快，幅度增加。实践证明，补中益气汤合枳术丸，重用黄芪补气升提，白术健脾促运，枳实（枳壳）增加平滑肌收缩力，对胃下垂有明显的治疗作用。（王庆其.杏林散墨：王庆其医论医案集.北京：中国中医药出版社，2016.）

【原文】

交泰[1]**丸**

升阳气，泻阴火，调营气，进饮食，助精神，宽腹中，除急惰嗜卧，四肢不收，沉困懒倦。

干姜（炮制）三分　巴豆霜五分　人参（去芦）　肉桂（去皮）已上各一钱　柴胡（去苗）　小椒[2]（炒去汗并闭目，去子）　白术已上各一钱五分　厚朴（去皮锉炒，秋冬加七钱）　酒煮苦楝　白茯苓　砂仁已上各三钱　川乌头（炮，去皮脐）四钱五分　知母四钱（一半炒，一半酒炒。此一味，春夏所宜，秋冬去之）　吴茱萸（汤洗七次）五钱　黄连（去须，秋冬减一钱五分）　皂角（水洗，煨，去皮弦）　紫菀（去苗）已上各六钱

上除巴豆霜另入外，同为极细末，炼蜜为丸，如梧桐子大。每服十丸，温水送下，量虚实加减。

三棱消积丸

治伤生冷硬物，不能消化，心腹满闷。

丁皮[3]　益智已上各三钱　巴豆（炒，和粳米炒焦，去米）　茴香（炒）　陈皮　青橘皮已上各五钱　京三棱（炮）　广茂[4]（炮）　炒曲已上各七钱

上件为细末，醋打面糊为丸，如梧桐子大。每服十九至二十九，温生姜汤送下，食前，量虚实加减。得更衣[5]，止后服。

备急丸
治心腹百病卒痛如锥刺，及胀满不快、气急，并治之。

锦纹川大黄（为末）　干姜（炮为末）　巴豆（先去皮膜心，研如泥霜，出油，用霜）

上件三味等分，同一处研匀，炼蜜成剂，白内杵千百下，丸如大豌豆大。夜卧温水下一丸，如气实者加一丸。如卒病，不计时候服。妇人有孕不可服。如所伤饮食在胸膈间，兀兀欲吐，反复闷乱，以物探吐去之。

神保丸
治心膈痛、腹痛、血痛、肾气痛、胁下痛、大便不通，气噎，宿食不消。

木香　胡椒已上各二钱五分　巴豆十枚（去皮油心膜，研）　干蝎七枚

上件四味为末，汤浸蒸饼为丸，麻子大，朱砂三钱为衣。每服五丸。如心膈痛，柿蒂、灯心汤下；如腹痛，柿蒂、煨姜煎汤下；如血痛，炒姜醋汤下；如肾气痛、胁下痛，茴香酒下；如大便不通，蜜调槟榔末一钱下；如气噎，木香汤下；如宿食不消，茶酒浆饮任下。

雄黄圣饼子
治一切酒食所伤，心腹满不快。

雄黄五钱　巴豆一百个（去油心膜）　白面十两（重罗过[6]）

上件三味内，除白面八九两，余药同为细末，共面和匀，用新水[7]和作饼子如手大，以浆水[8]煮，煮至浮于水上，漉出，控[9]，旋看硬软捣作剂，丸如梧桐子大，捻作饼子。每服五七饼子，加至十饼、十五饼，嚼破一饼利一行，二饼利二行，茶酒任下，食前。

蠲饮[10]枳实丸
逐饮消痰，导滞清膈。

枳实（麸炒去瓤）　半夏（汤洗）　陈皮（去白）已上各二两　黑牵牛八两（内取头末[11]，三两）

上为细末，水煮面糊为丸，如梧桐子大。每服五十丸，食后生姜汤下。

感应丸

治虚中积冷，气弱有伤，停积胃脘，不能传化，或因气伤冷，因饥饱食，饮酒过多，心下坚满，两胁胀痛，心腹大疼，霍乱吐泻，大便频，后重迟涩，久痢赤白，脓血相杂，米谷不消，愈而复发。又治中酒呕吐痰逆，恶心喜唾，头旋，胸膈痞闷，四肢倦怠，不欲饮食。又治妊娠伤冷，新产有伤，若久有积寒，吃热药不效者，并悉治之。又治久病形羸，荏苒岁月，渐致虚弱，面黄肌瘦，饮食或进或退，大便或秘或泄，不拘久新积冷，并皆治之。

干姜（炮制）一两　南木香（去芦）　丁香已上各一两五钱　百草霜二两　肉豆蔻（去皮）三十个　巴豆（去皮、心、膜、油，研）七十个　杏仁一百四十个（汤浸去皮尖，研膏）

上七味，除巴豆粉、百草霜、杏仁三味外，余四味捣为细末，却与三味同拌，研令细，用好蜡匮[12]和，先将蜡六两溶化作汁，以重绵滤去柤，更以好酒一升于银、石器内煮蜡溶，滚数沸倾出，候酒冷，其蜡自浮于上，取蜡秤开[13]丸。春夏修合用清油一两于铫[14]内熬令沫散香熟，次下酒煮蜡四两同化作汁，就锅内乘热拌和前项药末。秋冬修合用清油一两五钱，用煎煮熟作汁和匮药末成剂，分作小铤子[15]，以油单纸裹之，旋丸[16]服耳。

神应丸

治因一切冷物、冷水及潼乳[17]、酪水[18]，腹痛肠鸣，米谷不化。

丁香　木香已上各二钱　巴豆　杏仁　百草霜　干姜已上各五钱　黄蜡二两

上先将黄蜡用好醋煮去柤秽。将巴豆、杏仁同炒黑烟尽，研如泥。余四味为细末。将黄蜡再上火，春夏入小油[19]五钱，秋冬入小油八钱，溶开入在杏仁、巴豆泥子内同搅，旋下丁香、木香等药末，研匀搓作铤子，油纸裹了旋丸用。如芥子大，每服三五十丸，温米饮送下，食前，日三服，大有神效。

【注解】

[1] 交泰：天气下降，地气上升，上下相交，化生万物。

[2] 小椒：即川椒。

[3] 丁皮：丁香树皮，辛温理气。

[4] 广茂：茂，即蓬莪术，功可破血行血。

[5] 更衣：古人如厕前必更换衣服。此指如厕。

[6] 重罗过：用箩筛筛两次。

[7] 新水：新汲的泉水。

[8] 浆水：粟米煮熟后浸冷水中五六日，待味酸生白花后即成，功可开胃、止渴。

[9] 控：用手沥去水液的过程。

[10] 蠲饮：祛除水饮。

[11] 头末：碾后过筛的药末，筛上的粗麸弃掉不用。

[12] 蜡匮：包装丸药的蜡壳。

[13] 秤开：秤定量分作小铤子。

[14] 銚：有柄的一种煮锅。

[15] 铤子：纺锤形的条子。

[16] 旋丸：用手捻转制作成丸。

[17] 潼乳：即乳汁。

[18] 酪水：酪，用牛、羊等乳炼制成的食品；水，浆水如酒、果汁等。

[19] 小油：小磨的植物油。

【评议】

有故无殒，亦无殒也

纵观《脾胃论》一书，李东垣反复强调脾胃虚弱会导致人体诸多疾病的产生，并告诫处方用药要时时顾护脾胃之气，避免使用攻伐之品。然在以上八首方剂中均用到了攻下之药，除蠲饮枳实丸中泻水通便的黑牵牛外，交泰丸、三棱消积丸、备急丸、神保丸、雄黄圣饼子、感应丸、神应丸等七首方剂均不同程度运用了峻下逐积之巴豆。《素问·六元正纪大论》说："有故无殒，亦无殒也。"高世栻注："有寒热之病，用寒热之毒，谓之有故。有故而用，则无殒灭之患，然亦无过用而致殒灭也。"药皆为有故而用，为病而设。张子和说："无病服药，无事生非；有病而用药，则药有病当，对人体无害。"李东垣在这八首方剂中用巴豆或黑牵牛，实因其所治病症有寒积或痰饮，急需荡涤除之也。

药为纠偏补弊而设，古人概称治病之药为"毒药"，岂可浪用？但若病情需要，但用无妨；另外，用药必须与病相当，不可过用。药过病所，反伤正气。重要的是应把握三点：①药应中病；②把握好剂量，切中病情之轻重缓急；③通过药物之间的科学配伍，既可发挥治疗效应，又能制约其毒副作用。"有故无殒，亦无殒也"，本意是指患有疾病的孕妇，使用药物治疗，对母体和胎儿都不会有影响。我认为这不仅对怀孕妇女的用药有重要启示，而且对临床治疗重证及辨证用药处理也有指导意义。兹举一例说明之。

【医案选录】

张某，男，45岁，某医院眼科医生，1992年10月18日诊。因突然昏厥而住医院检查发现贫血，大便出血，胃镜检查诊断为胃癌（溃疡型）且手术顺利；1个月后出现剧烈腹痛，检查诊断为粘连肠梗阻并再次手术解除；2个月后再次腹痛，检查诊断为肠梗阻，准备周一下午再次手术。时在周六下午，家属惧怕身体无法承受，拟请中医想办法。诊患者历手术及疾病的折磨，元气大伤，诊其舌质黯红少苔，形体消瘦，神气消索，阴阳气血俱虚复因手术后粘连，大肠梗阻，有形实邪阻滞阳明，虚中夹实，治疗颇为棘手。若行攻邪，恐其虚脱，若先补元气，而其梗阻刻不容缓，实进退两难。《黄帝内经》"有故无殒，亦无殒也"之经旨。只能挽狂澜于既倒，孤注一掷也。攻补兼顾，拟独参汤加大承气汤试投。处方：野山参2g，生大黄15g，元明粉15g，厚朴 10g，枳实 20g，炙甘草 9g。2 剂。嘱煎汤后通过鼻饲，每 2 小时灌一小匙，如得大便，即止后服。

二诊：药后第 2 天，解大便 5～6 次，腹痛缓解，胃中和。原定周一下午手术取消。诊患者神气消索，形体消瘦，舌苔少，脉来无力濡弱。此时患者元气亏虚，阴阳气血俱衰惫。治当建立中气（胃气），以求生机。处方：生晒参 9g，黄芪 30g，太子参 12g，炒白术 12g，怀山药 15g，茯苓 12g，炙甘草 6g，炒谷麦芽各 30g，陈皮 6g，焦楂曲各 12g，砂仁后下 3g，大红枣 9g，佛手 6g。7 剂。每日 1 剂，每剂煎 4 次，每 3 小时灌服 1 次。

三诊：精神明显好转，拔去鼻饲管，能进少量流汁，舌生出薄苔，脉仍无力。再以上法消息，当缓缓图功，病情逐渐好转，精神与日俱进。2 个月后出院，来门诊求治。

按语：患者属急危重症，元气大伤，胃气衰惫，生命垂危。当此之时，既要防其虚脱，又虑其梗阻性休克。受《黄帝内经》"有故无殒，亦无殒也"启迪，攻补兼施，中病即止，"大毒治病，十去其六"，2 剂大便解而梗阻除，再予调理中气，扶其胃气，以救垂危。随着胃气来复，症情逐渐好转。患者又经过数月调理，形体渐丰，精气神逐渐恢复。数月后，完成化疗，病入坦途。（王庆其.黄帝内经临证发微.北京：人民卫生出版社，2019.）

【原文】
白术安胃散

治一切泻痢，无问脓血相杂，里急窘痛，日夜无度。又治男子小肠气痛，及妇人脐下虚冷，并产后儿枕块痛[1]，亦治产后虚弱，寒热不止者。

五味子　乌梅（取肉炒干）已上各五钱　车前子　茯苓　白术已上各一两　米壳[2]三两（去顶蒂瓤，醋煮一宿，炒干）

上为末。每服五钱，水一盏半，煎至一盏，去柤，空心温服。

圣饼子

治泻痢赤白，脐腹撮痛[3]，久不愈者。

黄丹二钱　定粉[4]　舶上硫黄[5]　陀僧已上各三钱　轻粉少许

上细锉为末，入白面四钱匕，滴水和如指尖大，捻作饼子，阴干。食前温浆水磨服之，大便黑色为效。

当归和血散

治肠澼下血，湿毒下血。

川芎四分　青皮　槐花　荆芥穗　熟地黄　白术已上各六分　当归身　升麻已上各一钱

上件为细末。每服二三钱，清米饮汤调下，食前。

诃梨勒[6]**丸**

治休息痢[7]，昼夜无度，腥臭不可近，脐腹撮痛，诸药不效。

诃子（去核研）五钱　椿根白皮一两　母丁香[8]三十个

上为细末，醋面糊丸，如梧桐子大。每服五十丸，陈米饭汤入醋少许送下，五更[9]，三日三服效。

【注解】

[1]儿枕块痛：产后瘀阻不行导致的少腹疼痛有块。

[2]米壳：即罂粟壳。

[3]撮痛：如手指掐痛。

[4]定粉：铅粉。

[5]舶上硫黄：产自海外的硫黄。

[6]诃梨勒：即诃子。

[7]休息痢：下痢经年累月，屡止屡发，故名。

[8]母丁香：丁香分公母两种，花蕾为公丁香，气味较浓而力强；果实为母丁香，气味较淡而力弱。

[9]五更：黎明时分。

【评议】

以上四方是李东垣为治疗泻痢所设，其症情存在差异，用药亦有不同。临床运用时可根据实际病情需要消息加减。

白术安胃散治疗一切泄泻、痢疾，不管脓血相夹杂，里急后重、腹痛，日夜发作；亦可治疗男子疝气痛，妇人脐下虚寒腹痛，产后瘀阻腹痛有块，产后体虚寒热不休。方中白术、茯苓、车前子健脾益气，除湿止泻；乌梅、五味子、罂粟壳养胃生津，收敛止泻。全方补涩并施，虚实兼顾。

圣饼子治疗痢下红白相杂，脐腹如手指掐痛，久久不愈者。方中黄丹、定粉、轻粉坠痰消积，陀僧燥湿收敛，硫黄助阳通便；合之可治久积冷痢。然此类药物皆有毒之矿物，使用不当，或有中毒之过患，现今临床外用治疗皮肤病者居多，内服治疗泻痢则极少用之。

当归和血散治疗痢疾下血，湿毒蕴肠所致的便血。方中当归、熟地、川芎补血活血，青皮行气导滞，荆芥疏风胜湿，升麻升发清阳之气，槐花清热解毒利湿，白术健脾益气摄血。众药合用，共奏和血升阳、祛风除湿之功。

诃梨勒丸治疗屡止屡发之休息痢，表现为发作时昼夜不止，大便腥臭难闻，脐腹如手指掐痛，一般治痢药不见效。方中诃子、椿根白皮均可涩肠止痢，椿根白皮还可燥湿除热止血，母丁香温中止痢，芳香除秽。后世有用连理汤治疗休息痢者，可供参考。

脾胃损在调饮食适寒温

【原文】

《十四难》曰：损其脾者，调其饮食，适其寒温。又云：夫脾、胃、大肠、小肠、三焦、膀胱，仓廪之本，营之所居，名曰器，能化糟粕转味而出入者也。若饮食，热无灼灼，寒无怆怆，寒温中适，故气将持，乃不致邪僻。或饮食失节，寒温不适，所生之病，或溏泄无度，或心下痞闷，腹胁䐜胀，口失滋味，四肢困倦，皆伤于脾胃所致而然也。肠胃为市，无物不受，无物不入。若风、寒、暑、湿、燥一气偏胜，亦能伤脾损胃，观证用药者，宜详审焉。

脾胃（右关所主其脉缓）如得

弦脉：风邪所伤。甘草芍药汤、黄芪建中汤之类；或甘酸之剂皆可用之。

洪脉：热邪所伤。三黄丸、泻黄散、调胃承气汤；或甘寒之剂皆可用之。

缓脉：本经太过，湿邪所伤。平胃散加白术、茯苓，五苓散；或除湿渗淡之剂皆可用之。

涩脉：燥热所伤。异功散加当归，四君子汤加熟地黄；或甘温甘润之剂皆可用之。

沉细脉：寒邪所伤。益黄散、养胃丸、理中丸、理中汤，如寒甚加附子；甘热之剂皆可用之。

前项所定方药乃常道也，如变则更之。

【评议】

李东垣通过引经据典，强调调饮食适寒温之重要性。若饮食不节，寒温不适，则脾胃受损，百病丛生。若风、寒、暑、湿、燥一气偏胜，脾胃亦会受伤，可据脉用药。脾胃之气，诊在右关，正常时常见缓脉。若诊得弦脉，为风邪所伤，可用甘草芍药汤、黄芪建中汤之属，或甘酸之品治之；若诊得洪脉，为热邪所伤，可用三黄丸、泻黄散、调胃承气汤，或甘寒之品治之；若诊得缓脉，为湿邪所伤，可用平胃散加白术、茯苓，五苓散，或除湿淡渗之品治之；若诊得涩脉，为燥热所伤，可用异功散加当归，四君子汤加熟地，或甘温、甘润之品治之；若诊得沉细脉，为寒邪所伤，可用益黄散、养胃丸、理中丸、理中汤，或甘温之品治之。此为治疗脾胃病之常法，须脉症合参，若有变化，当从权加减。

【原文】

胃风汤

治大人小儿，风冷乘虚入客肠胃，水谷不化，泄泻注下[1]，腹胁虚满，肠鸣疠痛[2]，及肠胃湿毒，下如豆汁，或下瘀血，日夜无度，并宜服之。

人参（去芦）　白茯苓（去皮）　芎䓖　桂（去粗皮）　当归（去苗）　白芍药　白术已上各等分

上为粗散。每服二钱，以水一大盏入粟米数百余粒，同煎至七分，去粗稍热服，空心食前。小儿量力减之。

三黄丸

治丈夫、妇人三焦积热。上焦有热攻冲，眼目赤肿，头项肿痛，口舌生疮；中焦有热，心膈烦躁，不美饮食；下焦有热，小便赤涩，大便秘结。五脏俱热，即生痈疖疮痍[3]。及治五般痔疾[4]，粪门肿痛，或下鲜血。

黄连（去芦）　黄芩（去芦）　大黄已上各一两

上为细末，炼蜜为丸，如梧桐子大。每服三十丸，用熟水[5]吞下，如脏腑壅实加服丸数。小儿积热宜服之。

白术散

治虚热而渴。

人参（去芦）　白术　木香　白茯苓（去皮）　藿香叶（去土）　甘草已上各一两　干葛二两

上件为粗末。每服三钱至五钱，水一盏，煎至五分，温服。如饮水者，多煎与之，无时服，如不能食而渴，洁古先师倍加葛根；如能食而渴，白虎汤加人参服之。

加减平胃散

治脾胃不和，不思饮食，心腹、胁肋胀满刺痛，口苦无味，胸满气短，呕哕恶心，噫气吞酸，面色萎黄，肌体瘦弱，怠惰嗜卧，体重节痛，常多自利，或发霍乱，及五噎[6]八痞[7]，膈气[8]反胃[9]。

甘草（锉炒）二两　厚朴（去粗皮，姜制炒香）　陈皮（去白）已上各三两二钱　苍术（去粗皮，米泔浸）五两

上为细末。每服二钱，水一盏，入生姜三片、干枣二枚，同煎至七分，去粗温服；或去姜、枣，带热服，空心食前。入盐一捻，沸汤点服亦得。常服调气暖胃，化宿食，消痰饮，辟风寒冷湿四时

非节之气。

如小便赤涩，加白茯苓、泽泻；如米谷不化，食饮多伤，加枳实；如胸中气不快，心下痞气，加枳壳、木香；如脾胃困弱，不思饮食，加黄芪、人参；如心下痞闷腹胀者，加厚朴，甘草减半；如遇夏，则加炒黄芩；如遇雨水湿润时，加茯苓、泽泻；如遇有痰涎，加半夏、陈皮；凡加时，除苍术、厚朴外，依例加之，如一服五钱，有痰加半夏五分；如嗽、饮食减少、脉弦细，加当归、黄芪，用身；如脉洪大缓，加黄芩、黄连；如大便硬，加大黄三钱，芒硝二钱，先嚼麸炒桃仁烂，以药送下。

散滞气汤

治因忧气结中脘，腹皮底微痛，心下痞满，不思饮食，虽食不散，常常有痞气。

当归身二分　陈皮三分　柴胡四分　炙甘草一钱　半夏一钱五分　生姜五片　红花少许

上件锉如麻豆大。都作一服，水二盏，煎至一盏，去柤，稍热服，食前。忌湿面、酒。

通幽汤

治幽门[10]不通上冲，吸门[11]不开，噎塞[12]，气不得上下。治在幽门闭，大便难，此脾胃初受热中，多有此证，名之曰下脘不通。

桃仁泥　红花已上各一分　生地黄　熟地黄已上各五分　当归身　炙甘草　升麻已上各一钱

上㕮咀。都作一服，水二大盏，煎至一盏，去柤，稍热服之，食前。

润肠丸

治饮食劳倦，大便秘涩，或干燥闭塞不通，全不思食，及风结、血结，皆能闭塞也，润燥、和血、疏风，自然通利也。

大黄（去皮）　当归梢　羌活已上各五钱　桃仁（汤浸，去皮尖）一两　麻子仁（去皮取仁）一两二钱五分上除麻仁另研如泥外，捣罗为细末，炼蜜为丸如梧桐子大。每服五十丸，空心用白汤送下。

导气除燥汤

治饮食劳倦而小便闭塞不通，乃血涩致气不通而窍涩也。

滑石（炒黄） 茯苓（去皮）已上各二钱 知母（细锉酒洗） 泽泻已上各三钱 黄柏（去皮，酒洗）四钱

上㕮咀。每服半两，水二盏，煎至一盏，去柤，稍热服，空心。如急，不拘时候。

丁香茱萸汤

治胃虚呕哕吐逆，膈咽不通。

干生姜 黄柏已上各二分 丁香 炙甘草 柴胡 橘皮 半夏已上各五分 升麻七分 吴茱萸 草豆蔻 黄芪 人参已上各一钱 当归身一钱五分 苍术二钱

上件锉如麻豆大。每服半两，水二盏，煎至一盏，去柤，稍热服，食前。忌冷物。

【注解】

[1] 注下：注，泄泻如注，形容来势急迫；下：滞下，里急后重。

[2] 疗痛：腹中急痛。

[3] 疮痍：疮疖和皮肤创伤。

[4] 五般痔疾：指牡痔、牝痔、肠痔、脉痔、血痔。

[5] 熟水：煮沸水。

[6] 五噎：据《外台秘要》载，指气噎、忧噎、食噎、劳噎、思噎。

[7] 八痞：《诸病源候论·八痞候》："夫八痞者，荣卫不和，阴阳隔绝，而风邪外入，与卫气相搏，血气壅塞不通，而成痞也。"

[8] 膈气：胸膈气滞。

[9] 反胃：指朝食暮吐，暮食朝吐。

[10] 幽门：胃之下口。

[11] 吸门：指会厌。

[12] 噎塞：吞咽时有梗阻堵塞之症。

【评议】

以上九首方剂是李东垣为治疗人体被风、热、湿、燥、寒五邪所伤而设，根据所伤邪气特点，确定治法，遣药组方。

风冷之邪乘虚客于肠胃，以致水谷不化，泄泻如注，肠鸣腹痛；或肠胃湿毒内蕴，泻下如豆汁，日夜不止，治以胃风汤温中健脾，养血祛风。若忧思气滞，郁结中脘，以致腹皮内微微隐痛，心下痞满，不欲饮食，或食而不化，常有痞气，治以散滞气汤疏肝解郁，行气化痰，活血止痛。

热邪积于三焦，以致眼目红肿，头项肿痛，口舌生疮，心膈烦躁，饮食乏味，小便赤涩，大便秘结；或五脏俱热，生疮疖、痔疮，肛门肿痛，治以三黄丸清泻三焦热邪，其中黄芩清上焦，黄连清中焦，大黄清下焦。虚热而渴者，治以白术散健脾益气，生津止渴；若不能食而渴，加葛根；能食而渴，予白虎汤加人参。热邪初中脾胃，津液受伤，以致幽门不通，会厌不开，吞咽梗阻堵塞，气机不得上下，治以通幽汤益血润肠，活血通络。

湿邪浸淫，脾胃不和，以致不欲饮食，口苦乏味，胸满气短，恶心呕逆，面色萎黄，形体瘦弱，倦怠嗜卧，肢体沉重，关节酸痛，腹胁胀满刺痛，泄泻反胃等，治以平胃散健脾化湿，行气燥湿。李东垣在方后根据症状变化列了诸多加减法，宜仔细品之。

风燥、血燥，加之饮食劳倦损伤脾胃，进而导致大便闭结，干燥不通，不思饮食，此时宜用润肠丸润燥、和血、疏风。血涩导致气机不通，引起前阴闭塞不畅，小便不通，治以导气除燥汤滋阴润燥，淡渗利尿。

寒邪犯胃，胃气虚寒，以致呕吐上逆，咽膈闭塞不利，治以丁香茱萸汤温胃散寒，和胃降逆，行气化浊。俾寒邪去，胃气和，则呕逆自止。

【原文】

草豆蔻丸

治脾胃虚而心火乘之,不能滋荣上焦元气,遇冬,肾与膀胱之寒水旺时,子能令母实,致肺金大肠相辅而来克心乘脾胃,此大复其仇也。经云:大胜必大复[1]。故皮毛、血脉、分肉之间,元气已绝于外,又大寒大燥二气并乘之,则苦恶风寒,耳鸣,及腰背相引胸中而痛,鼻息不通,不闻香臭,额寒脑痛,目时眩,目不欲开,腹中为寒水反乘,痰唾沃沫[2],食入反出,腹中常痛,及心胃痛,胁下急缩,有时而痛,腹不能努[3],大便多泻而少秘,下气不绝或肠鸣,此脾胃虚之极也。胸中气乱,心烦不安,而为霍乱之渐,膈咽不通,噎塞,极则有声,喘喝闭塞,或日阳中或暖房内稍缓,口吸风寒则复作,四肢厥逆,身体沉重,不能转侧,头不可以回顾,小便溲[4]而时躁。此药主秋冬寒凉大复气之药也。

泽泻一分(小便数减半) 柴胡二分或四分(须详胁痛多少用) 神曲 姜黄已上各四分 当归身 生甘草 熟甘草 青皮已上各六分 桃仁(汤洗,去皮尖)七分 白僵蚕 吴茱萸(汤洗去苦烈味,焙干) 益智仁 黄芪 陈皮 人参已上各八分 半夏一钱(汤洗七次) 草豆蔻仁一钱四分(面裹烧,面熟为度,去皮用仁) 麦蘖面(炒黄)一钱五分

上件一十八味,同为细末,桃仁另研如泥,再同细末一处研匀,汤浸蒸饼为丸,如梧桐子大。每服三五十丸,熟白汤送下,旋斟酌多少。

神圣复气汤

治复气[5]乘冬,足太阳寒气[6],足少阴肾水之旺,子能令母实,手太阴肺实,反来侮土,火木受邪,腰背胸膈闭塞,疼痛,善嚏,口中涎,目中泣,鼻中流浊涕不止,或如息肉[7],不闻香臭,咳嗽痰沫。上热如火,下寒如冰。头作阵痛,目中流火,视物䀮䀮[8],耳鸣、耳聋,头并口鼻或恶风寒,喜日阳,夜卧不安,常觉痰塞,膈咽不通,口失味,两胁缩急而痛,牙齿动摇不能嚼物,阴汗出[9],

前阴冷，行步欹侧，起居艰难，掌中寒，风痹麻木，小便数而昼多，夜频而欠，气短喘喝，少气不足以息，卒遗失无度。妇人白带，阴户中大痛，牵心而痛，蠚黑失色。男子控睾[10]牵心腹阴阴[11]而痛，面如赭色，食少，大小便不调，烦心霍乱，逆气里急而腹皮色白，后出余气，腹不能努，或肠鸣，膝下筋急，肩胛大痛，此皆寒水来复火土之仇也。

黑附子（炮裹，去皮脐） 干姜（炮，为末）已上各三分 防风（锉如豆大） 郁李仁（汤浸去皮尖，另研如泥） 人参已上各五分 当归身（酒洗）六分 半夏（汤泡七次） 升麻（锉）已上各七分 甘草（锉） 藁本已上各八分 柴胡（锉如豆大） 羌活（锉如豆大）已上各一钱 白葵花五朵（去心细剪入）

上件药都一服，水五盏，煎至二盏，入：

橘皮五分 草豆蔻仁（面裹烧熟，去皮） 黄芪已上各一钱

上件入在内，再煎至一盏，再入下项药：

生地黄二分（酒洗） 黄柏（酒浸） 黄连（酒浸） 枳壳已上各三分

以上四味，预一日另用新水浸，又以：

细辛二分 川芎（细末） 蔓荆子已上各三分

预一日用新水半大盏，分作二处浸此三味，并黄柏等煎正药作一大盏，不去柤，入此浸者药，再上火煎至一大盏，去柤，稍热服，空心。又能治啮颊、啮唇、啮舌、舌根强硬等证，如神。忌肉汤，宜食肉，不助经络中火邪也。大抵肾并膀胱经中有寒，元气不足者皆宜服之。

【注解】

[1]大胜必大复：胜复指运气学说中"胜气"和"复气"。胜，偏盛之意；复，报复之意。胜气强盛，其复气也峻烈。

[2]沃沫：唾沫。

[3]努：用力。

[4]溲：即排尿。

[5]复气：运气学说中的报复之气，即受制之母气（或子气），以报复其受制之仇。

[6]足太阳寒气：自然界六气之一，反映于人体的足太阳膀胱经的寒水之气。

[7]息肉：此指鼻腔内的赘生肉。

[8]眊眊：视物模糊。

[9]阴汗出：阴部出汗。

[10]控睾：睾丸收缩。

[11]阴阴：同隐隐。

【评议】

草豆蔻丸和神圣复气汤均是根据中医胜复理论而制定，为治疗太阳寒水复气之方药。《素问·至真要大论》说："太阳之复，治以咸热，佐以甘辛，以苦坚之。治诸胜复，寒者热之，热者寒之，温者清之，清者温之，散者收之，抑者散之，燥者润之，急者缓之，坚者软之，脆者坚之，衰者补之，强者泻之，各安其气，必清必静，则病气衰去，归其所宗，此治之大体也。"指出治疗太阳寒水复气的用药原则和胜复之气的总体治则。上述两方即是遵此经旨而立。如草豆蔻、吴茱萸、附子、干姜、细辛之类，属"寒者热之"；黄柏、黄连、白葵花、蔓荆子之类，属"热者寒之"；柴胡、防风、藁本、羌活、升麻之类，属"抑者散之"；当归、桃仁、郁李仁、生地黄之类，属"燥者润之"；人参、黄芪、甘草之类，属"衰者补之"。可以看出，李氏依理定法，据法立方，虽然用药复杂，但是章法清晰，条理井然。我师裘沛然先生之"大方复治"法与之有异曲同工之妙。

脾胃将理法

【原文】

白粥、粳米、绿豆、小豆、盐豉之类，皆淡渗利小便，且小便数不可更利，况大泻阳气，反行阴道。切禁湿面，如食之觉快勿禁。

药中不可服泽泻、猪苓、茯苓、灯心、琥珀、通草、木通、滑石之类，皆行阴道而泻阳道也。如渴，如小便不利，或闭塞不通则服，得利勿再服。

忌大咸，助火邪而泻肾水真阴，及大辛味，蒜、韭、五辣、醋、大料物、官桂、干姜之类，皆伤元气。

若服升沉之药[1]，先一日将理，次日腹空服，服毕更宜将理十日；先三日尤甚，不然则反害也。

夫诸病四时用药之法，不问所病，或温或凉，或热或寒，如春时有疾，于所用药内加清凉风药；夏月有疾，加大寒之药；秋月有疾，加温气药；冬月有疾，加大热之药，是不绝生化之源也。钱仲阳医小儿深得此理。《内经》：必先岁气，毋伐天和[2]，是为至治。又曰：无违时，无伐化[3]。又曰：无伐生生之气。皆此常道也。用药之法，若反其常道，而变生异证，则当从权施治。假令病人饮酒，或过食寒，或过食热，皆可以增病。如此，则以权衡应变治之。权变之药，岂可常用乎。

【注解】

[1]升沉之药：指升降浮沉之药。

[2]必先岁气，毋伐天和：必先审察当年的节气变化，不违反四时节气的变化规律。

[3]无伐化：不要违背四时生化规律。

【评议】

《难经·十四难》云："损其脾者，调其饮食，适其寒温。"李东垣据此结合自己的经验总结出脾胃调养的方法，本节论饮食和用药宜忌。

饮食上，白粥、粳米、绿豆、小豆、盐豉之类，都有淡渗利小便的作用，所以小便频数者不宜食用。忌大咸及大辛辣之品，因为咸能助火邪而泻肾阴；辛辣如蒜、薤、葱、胡椒、醋、茴香、桂皮、干姜之属，易伤元气。

用药上，小便频数者，不可用利尿药，因为会损耗阳气，伤及阴液；无水湿停留者，不可用泽泻、猪苓、茯苓、灯心、琥珀、通草、木通、滑石之属，此等药利水而伤津损阳。若服升散或沉降药，应先一日调理脾胃，次日空腹服用，药后再调养十日，特别是药后三日要注意调养，否则会损害脾胃。李东垣还指出四时用药之法，强调寒热温凉之药要根据时令加减，不能违背四时生化规律，否则会变生异证。例如春季疾病加清凉风药，夏季疾病加大寒药，秋季疾病加温气药，冬季疾病加大热药。如若病人过量饮酒，或过食寒凉之物，或过食温热之物，均会加重病情，此时则需要权衡应变，不可墨守成规。

 摄养

【原文】

忌浴当风，汗当风。须以手摩汗孔合，方许见风，必无中风、中寒之疾。

遇卒风暴寒，衣服不能御者，则宜争努周身之气以当之，气弱不能御者病。

如衣薄而气短，则添衣，于无风处居止。气尚短，则以沸汤一碗熏其口鼻，即不短也。

如衣厚于不通风处居止，而气短，则宜减衣摩汗孔合，于漫风[1]处居止。

如久居高屋，或天寒阴湿所遏，令气短者亦如前法熏之。

如居周密小室，或大热而处寒凉，气短，则出就风日。凡气短皆宜食滋味汤饮，令胃调和。

或大热能食而渴，喜寒饮，当从权以饮之，然不可耽嗜[2]。如冬寒喜热物，亦依时暂食。

夜不安寝，衾厚热壅故也，当急去之，仍拭汗；或薄而不安，即加之，睡自稳也。饥而睡不安，则宜少食；饱而睡不安，则少行坐。

遇天气变更，风寒阴晦，宜预避之。大抵宜温暖、避风寒、省语、少劳役为上。

【注解】

[1] 漫风：散漫无方向的风。特指自然的微风。

[2] 耽嗜：过分的嗜好。

【评议】

本节承接上节论述脾胃调养的"适其寒温"，涉及衣着、饮食、居处、睡眠等多个方面，日常生活宜注意调理。

切忌当风沐浴和汗出时当风。应用手掌摩擦全身使汗孔闭合，方可以见风，这样不会得中风、中寒的疾患。如果遇到天气暴冷刮风，衣薄不能抵御风寒的，宜用力努争以抵挡。

如果衣厚而在不通风处居住，会出现气短促，应减少衣服，同时摩擦全身使汗孔闭合，在自然微风处居住。如衣单薄而气短促，应及时加添衣服，在避风处居住。气仍短促的，可用热开水一碗熏口鼻。如果久住高屋，或天气阴冷潮湿，造成气短促的，也可用前熏法。如果居住在密封的小房间中，或者天气大热而处在寒凉地，出现气短促，应走出去临风见日，凡气短均宜食有营养的汤饮，使胃气调和。

大热天能食而口渴，喜冷饮当权衡饮服，但不可过于嗜好。如果冬天喜食热物，也宜暂时给予以助其温暖。夜眠不安，往往是衣被过厚的缘故，当急去衣被，揩干汗水；或衣被薄而眠不安，应立即加厚衣被，睡眠即稳。如因饥饿而睡不安，应少食，如过饱而睡不安，应稍行走以帮助消化。

在适应天气变化上，遇到风寒、阴晦的天气，应预先回避，一般宜温暖、避风寒、少言语、少劳役为好。

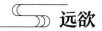 远欲

【原文】

名与身孰亲，身与货孰多？以隋侯之珠[1]，弹千仞[2]之雀，世必笑之，何取之轻而弃之重耶。残躯六十有五，耳目半失于视听，百脉沸腾而烦心，身如众派漂流，瞑目则魂如浪去，神气衰于前日，

饮食减于囊时[3]，但应人事，病皆弥甚，以己之所有，岂止隋侯之珠哉。安于淡薄，少思寡欲，省语以养气，不妄作劳以养形，虚心以维神，寿夭得失，安之于数，得丧既轻，血气自然谐和，邪无所容，病安增剧？苟能持此，亦庶几于道，可谓得其真趣矣。

【注解】

[1]隋侯之珠：古代隋侯所藏的月明珠。"隋珠弹雀"，比喻做事不知衡量轻重，因而得不偿失。

[2]千仞：八尺为一仞。此处喻极高之意。

[3]囊时：昔时。

【评议】

欲望适度，是为养生

李东垣根据自身经历提出养生的具体方法，即淡泊名利，少思寡欲，省言少语，虚心宁静，此处强调的是精神养生。精神养生中最重要的是调控人生的欲望，这是中国古代养生家智慧的结晶。《老子》主张"少私寡欲，清静无为"，"清静为天下正"，"淡然无为，神气自满，以为不死之药"。孟子说"养心莫善于寡欲"。《庄子》承《老子》之学，提出"虚静恬淡，寂寞无为"。只有淡泊情欲，才能"归心于虚，凝神于静""抱神以静，形神自正"。诸葛亮提出："非淡泊无以明志，非宁静无以致远。"《黄帝内经》主张"恬淡虚无"，"精神内守"，"嗜欲不能劳其目，淫邪不能惑其心"，"静则神藏，躁则消亡"。其基本精神就是要节制人的欲望，保持内心淡泊宁静的状态，不受外界种种诱惑的干扰，使神气内藏于五脏，心理和生理处于和谐状态。

俗话说七情六欲乃人之常情，世界上不管是什么人，只要是人都有欲望。欲望是人生命的重要表现，适度的欲望是推动人去努力奋斗的动力，也是推动社会发展的原动力。但是，人的欲望难以彻底满足，也是人的共同心理特点。当人的欲望超越了客观现实而无法满足时，随之而来的就是痛苦。古人强调节欲，就是要求调控人生的欲望，把欲望控制在适度的范围内，如此不仅可以推动人去奋斗，而且可以减少痛苦，获得快乐。因此，淡泊名利，知足常乐，是古代养生家驾驭人生欲望的自律格言。诺贝尔经济奖获得者萨缪尔森所创立的快乐方程：快乐＝现实／欲望。欲望越高，分值越小，快乐越少。古人强调"淡泊名利，知足常乐"，不是让人消极地对待人生，无所作为，不是完全压抑或消除对于名利的欲望。古人倡导"欲可节而不可绝"。人生的价值就是在于创造幸福和享受幸福。"名利"本身是把"双刃剑"。古训就有"君子爱财，取之有道"。人的欲望应该控制在主客观相契合的点上，合情、合理、合法是谓适度。

省言箴[1]

【原文】

气乃神之祖，精乃气之子。气者，精神之根蒂也。大矣哉！积气以成精，积精以全神，必清必静，御之以道，可以为天人矣。有道者能之，予何人哉，切宜省言而已。

【注解】

[1] 箴：规谏。

【评议】

李东垣晚年诊务繁忙，言语颇多，对于"多言伤气"深有体会，故于《脾胃论》末尾作"省言箴"以警示后人。他认为，气是神活动的基础，是精神的根基，积气才能成精，积精方可保全神，必须保持清净淡泊，才能驾驭自然规律，人与自然相统一。《黄帝内经》有"积精全神"之说，我师裘沛然先生亦强调养生的关键在"全神"，而这一切都有赖于元气的充足。是故，不论何人，欲得养生之道者，皆宜少言矣。

后　序

　　黄帝著《内经》，其忧天下后世，可谓厚且至矣，秦越人述《难经》以证之。伤寒为病最大，仲景广而论之，为万世法。至于内伤脾胃之病，诸书虽有其说，略而未详，我东垣先生，作《内外伤辨》《脾胃论》以补之。先生尝阅《内经》所论，四时皆以养胃气为本，宗气之道，内谷为宝。盖饮食入胃，游溢精气，上输于脾，脾气散精，上归于肺，冲和百脉，颐养神明，利关节，通九窍，滋志意者也。或因饮食失节，起居不时，妄作劳役，及喜怒悲愉，伤胃之元气，使营运之气减削，不能输精皮毛经络，故诸邪乘虚而入，则疢动于体，而成痼疾，致真气苶然而内消也。病之所起，初受热中，心火乘脾，末传寒中，肾水反来侮土，乃立初中末三治，及君臣佐使之制，经禁病禁时禁之则，使学者知此病，用此药，因心会通，泝[1]流得源，远溯邀轩岐，吻合无间。善乎！鲁齐先生之言曰：东垣先生之学，医之王道也！观此书则可见矣。

　　　　　　　　　　　　至元[2]丙子三月上巳日[3]，门生罗天益谨序

【注解】

[1] 泝：音 sù，同"溯"。

[2] 至元：元世祖忽必烈的年号名。

[3] 上巳日：农历三月的第一个巳日。